Die besten Hausmittel

Gertrud Teusen

Die besten
Hausmittel

Bäder, Wickel, Tees & Co.

Der Text dieses Buches entspricht den Regeln der neuen deutschen Rechtschreibung.

Fotos und Zeichnungen: Archiv FALKEN Verlag
Redaktion: FROMM MediaDesign GmbH/Sabine Rasel, Ärztin
Layout und Gesamtproduktion: FROMM MediaDesign GmbH., Selters/Ts.

10939X817 2635 4453 6271

03 02 01 00

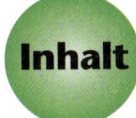

Inhalt

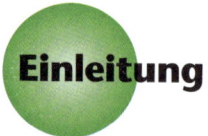

Einleitung

Hausmittel – aus Erfahrung gut

Müssen wir bei allen Erkrankungen gleich zu Medikamenten greifen? Lassen sich kleinere Alltagsbeschwerden nicht auch natürlich behandeln? Immer mehr Menschen stellen sich diese Fragen und immer mehr Patienten schrecken vor den ellenlangen Beipackzetteln inklusive der ausführlich beschriebenen „Nebenwirkungen und Risiken" zurück. Doch gibt es überhaupt echte Alternativen? Und wenn ja, für welche Beschwerden und für welche Patienten kommen sie in Frage?

Als Alternativen bieten sich sicherlich sie altbewährten Hausmittel an. Dass, was Großmütter und Großväter schon angewendet haben, kann ja eigentlich nicht so falsch sein. Früher war alles anders und manches war gar nicht so schlecht. Noch Anfang des letzten Jahrhunderts ging man nicht wegen jeder Kleinigkeit zum Doktor, der war viel zu teuer und seine Möglichkeiten ohnehin noch beschränkt. Nach dem Zweiten Weltkrieg wurde dann alles anders, die Arztpraxen boomten und galten (nicht ganz zu unrecht) als wahre Goldgruben. Die Entwicklung immer neuer und immer besserer Medikamente machte es möglich, den Patienten schneller und effektiver zu helfen als jemals zuvor.

Die Erforschung von Krankheiten und das Entwickeln von neuen Medikamenten gingen in den letzten fünfzig Jahren schnell voran. Kaum noch ein Geheimnis, was nicht gelüftet wurde, kaum noch ein Code, der nicht zu entschlüsseln wäre.

Doch mit dem Wissen und den schier unerschöpflichen Möglichkeiten der neuen Medizin, wuchsen auch das Misstrauen und die Angst der Patienten. Für den Laien ist diese Vielfalt unübersichtlich geworden und deshalb sinkt auch das Vertrauen in die technisierte Medizin.

Die Gesundheitsreformen der letzten Jahre sorgten zusätzlich für Veränderungen. Nachdem nicht mehr jedes Medikament verordnet werden darf und die Ärzte so nicht mehr aus der vollen therapeutischen Vielfalt schöpfen dürfen, besinnt man sich immer öfter auf natürliche Alternativen. Und seit nun auch die Patienten selbst zur Kasse gebeten werden, steigt auch hier das Interesse an günstigeren Mitteln.

Schließlich ist auch ein verändertes Gesundheitsbewusstsein bei den Patienten dafür verantwortlich, dass bewährte Hausmittel wieder stark im Kommen sind. Und wer sich einmal mit diesen Möglichkeiten beschäftigt, wird überrascht feststellen, wie breit die Palette der Selbsthilfe ist.

Hausmittel sind nicht altmodisch

Es ist noch gar nicht so lange her, da wurden Mütter, die ihre Kinder mit Wadenwickel und Co. behandelten, mit einem müden Lächeln bedacht. Heute kann es durchaus passieren, dass diese Mütter nach der richtigen Anwendung von Wadenwickeln gefragt werden. Die Trendwende ist offensichtlich, und leider müssen dabei doch viele Menschen feststellen, dass ihnen das Wissen um die bewährten Hausmittel verloren gegangen ist. Früher waren es die Großeltern, die dieses Wissen an die Kinder und Kindeskinder weitergeben konnten. Doch schon seit Jahrzehnten ist die Übertragung von Erfahrung von einer Generation auf die andere unterbrochen.

Heilkundiges Wissen, das noch vor gut einem Jahrhundert als selbstverständlich galt, ist heute eine Rarität und wird gehütet wie ein Augapfel. Dieses Buch kann ein solches Schatzkästlein werden, denn Seite für Seite beweist es, dass es sehr viele Möglichkeiten gibt, Beschwerden und Erkrankungen selbstbewusst und selbstverantwortlich zu begegnen.

Wer das eine oder das andere aus diesem Buch ausprobiert, wird von der Wirksamkeit der Hausmittel rasch überzeugt sein und begierig weiterstöbern, um noch mehr zu erfahren.

Hausmittel sind topaktuell

Das Hantieren mit Kräutern und Wickeln ist heute keine Selbstverständlichkeit mehr. Uns, den Menschen von heute, fehlen die notwendigen Kenntnisse und auch die Möglichkeiten. Früher fand man Heilkräuter noch am Wegesrand, heute sind sie, wenn überhaupt noch vorhanden, derart mit Abgasen und Pestiziden verseucht, dass sie mehr schaden als nutzen würden. Früher konnte man im Zweifelsfall auf den heimischen Garten zurückgreifen, wenn Heilkräuter gebraucht wurden, heute können wir nur noch Kamille im Balkonkasten züchten und müssen für alles andere in die

Apotheke, in das Reformhaus oder in den Kräuterteeladen gehen. Natürlich ist auch ein ganzes Stück Bequemlichkeit dabei: Eine Tablette ist schnell gekauft und geschluckt, doch ein Heiltee braucht Zeit und Ruhe für die Herstellung.

Und schließlich sind wir alle auch viel gesundheitsbewusster geworden und legen größeren Wert darauf zu wissen, wieso und warum Hausmittel denn helfen. Nun halten sicher nicht alle traditionellen Rezepte einer wissenschaftlichen Analyse stand, doch erstaunlicherweise wurden Hausmittel vielfach in ihrer Wirkkraft untersucht und für gut befunden. Ja mehr noch, manche dieser Hausmittel versetzen die Wissenschaftler in Erstaunen, weil sie sogar besser, schneller und vor allem schonender dem Körper helfen als die „chemischen Keulen".

In den vergangenen Zeiten hat man sich sozusagen blind auf die Wirkung von Hausmitteln verlassen, ohne nachzufragen, worauf die Wirkung zurückzuführen war. Man wusste eigentlich nicht viel mehr, als dass bestimmte Heilpflanzen, Nahrungsmittel, Badezusätze oder Wickel gegen bestimmte Beschwerden halfen. Und die Tatsache allein, dass das schon immer so war, genügte, um ihnen zu vertrauen. Heute wissen wir mehr und wollen auch mehr wissen. Das ist gut und richtig, erstaunlich dabei ist allerdings, dass Hausmittel einer solchen Prüfung durchaus standhalten.

Auch aus diesem Grund sind in diesem Buch immer wieder Erklärungen zu finden, warum und nach welchem Prinzip die Hausmittel arbeiten und helfen. Voraussetzung dafür ist natürlich eine sachgerechte Anwendung und gewissenhafte Dosierung.

Hausmittel auf dem Prüfstand der Wissenschaft

Heute muss sich niemand mehr damit abfinden, dass Hausmittel einfach so helfen und allein der Glaube daran Berge versetzen kann. Mit ausgeklügelten Wirkstoffanalysen machten sich Forscher daran, das Geheimnis der Hausmittel zu entzaubern. Was sie fanden, war höchst erstaunlich und führte schließlich dazu, dass sie die Hausmittel als Ideenreservoir auch für neue Medikamente und Anwendungen in der modernen Medizin einsetzten.

In Bezug auf die Heilkräuter fanden sie beispielsweise heraus, dass sie nicht nur einen Wirkstoff besitzen, der eine heilkräftige Wirkung hat, sondern dass es zumeist das gesamte Bündel, die einzigartige Kombination von Inhaltsstoffen ist, die heilsam wirkt. Andererseits gelang es auch, Wirkstoffe, die einzigartig in der Wirkkraft sind, zu isolieren und so zu potenzieren, dass daraus neue und sehr wirkungsvolle Medikamente entstanden sind.

Ein typisches Beispiel ist der Ginkgo biloba. Die Blätter des japanischen Tempelbaums enthalten Stoffe, die die Gehirndurchblutung anregen und auch gegen die verschiedenen Demenzerkrankungen helfen. Doch die Konzentration dieser segensreichen Inhaltsstoffe war zu gering und bei höherer Dosierung kamen auch schädigende Stoffe zum Tragen. Dank komplizierter pharmazeutischer Verfahren ist es heute möglich, die hilfreichen Stoffe zu potenzieren und im Gegenzug die gefährlichen zu eliminieren.

Die weltweite Erforschung von Hausmitteln hat heute dazu geführt, dass wir mehr wissen und uns auch aus dem Fundus der Volksmedizin anderer Länder mitbedienen können. Typische Beispiele sind der grüne Tee, der oben beschriebene Ginkgo und der Lapachotee.

Und noch ein paar interessante Erkenntnisse:

- Vitamin C ist der „Schutzengel" gegen Krebserkrankungen. Es wirkt antioxidativ und kann somit krebsauslösende Stoffe blockieren.
- EGCG (Epigallocatechingallat) ist ein Wirkstoff des grünen Tees und hat mehrfach segensreiche Wirkungen. EGCG unterdrückt das Tumorwachstum in der Lunge und im Darm. Es verhindert die Metastasenbildung. Außerdem hemmt der Stoff das Wachstum von Krebszellen im Magen, in der Leber und in der Haut. EGCG kann auch Viren zu Leibe rücken – ein Hoffnungsschimmer für AIDS-Patienten?
- Auch Lapachotee enthält einen Antikrebswirkstoff, das Lapachol. Dieses scheint vor allem bei Leukämie-Patienten gut anzuschlagen.
- Knoblauch gilt seit altersher als pflanzliches Antibiotikum. Untersuchungen fanden heraus, dass seine diesbezügliche Wirkung mit dem von manchem chemischen Antibiotikum durchaus konkurrieren kann.
- Immer wieder werden auch neue Stoffe in den Joghurtkulturen entdeckt. Diese machen das Milchprodukt inzwischen zu einem hervorragenden Mittel zur Stärkung der Abwehrkräfte.
- Auszüge aus der afrikanischen Teufelskralle haben sich hierzulande als sehr gutes Rheumamittel etabliert.

- In die Ginkgopräparate setzt man große Hoffnung, wenn es um die Behandlung von Alzheimerpatienten geht.
- Leber- und Gallenbeschwerden lassen sich mit natürlichen Mitteln aus der Mariendistel und der Artischocke lindern.
- Depressive Verstimmungen sprechen ebenso gut auf Johanniskraut an wie auf synthetische Antidepressiva.

Hausmittel vermitteln Zuwendung

Wissen Sie, was einen guten Arzt ausmacht? Fachkompetenz und Erfahrung sind wichtig, aber genauso wichtig ist die Fähigkeit Zuwendung zu geben und Vertrauen aufzubauen. Nur wenn sich der Patient mit seinen Beschwerden ernst genommen fühlt, wird er die Therapie des Arztes auch annehmen.

Der entscheidene Vorteil bei Hausmitteln ist, dass auch sie auf Zuwendung und Vertrauen basieren. Nur ist es dabei kein unbekannter Arzt, dem man Vertrauen schenken muss, sondern ein nahe stehendes Familienmitglied. Und das fällt zumeist viel leichter. Daraus entsteht auch das Gefühl, den Beschwerden, den Schmerzen nicht hilflos ausgeliefert zu sein, sondern aktiv etwas tun zu können.

Vor allem bei kleinen Patienten ist Zuwendung schon die halbe Therapie. Kinder wollen, wenn es ihnen schlecht geht, in den Arm genommen und getröstet werden, das gibt ihnen Mut und macht die lästigen Beschwerden schon etwas erträglicher. Und uns Erwachsenen geht es ja nicht anders, wenn wir einmal ehrlich sind. Hausmittel

sind nicht zuletzt deshalb so wirkungsvoll, weil sie immer mit Zuwendung und Trost verbunden sind. Dem Trost beispielsweise, dass da jemand ist, der sich um einen kümmert, der hilft und „mitleidet".

Schlussendlich ist man aber auch selbst, als Behandler oder wenn man sich selbst helfen kann, aktiv gegen die Beschwerden und somit nicht hilflos.

Auf Ihre Gesundheit: Werden Sie selbst aktiv!

Hippokrates beschrieb Krankheiten „als Störung des inneren Gleichgewichtes – nämlich seelischer, geistiger und körperlicher Art". Diese Weisheit spiegelt sich in vielen ganzheitlich orientierten Heillehren wider. Je komplizierter die medizinischen Verfahren werden, desto mehr wächst das Interesse daran, auf Altbewährtes zurückzugreifen. In diesem Buch finden Sie dazu zahlreiche Anregungen.

- **Der richtige Dreh** vermittelt Ihnen einen Einblick in die Kunst von Wickeln, Packungen und Kompressen. Dort wird erklärt, wie man vorgeht und mit welchen Zusätzen die Anwendungen besonders heilsam wirken.
- **Der gesunde Genuss** kommt aus der Teekanne, in der wirkunsgvolle Heiltees zubereitet werden. Dass man mit den Heilpflanzen auch Gurgellösungen und Spülungen herstellen kann wird gleichsam erklärt.
- **Das entspannende Element** ist das Wasser und das wusste nicht nur Sebastian Kneipp. Wie Sie heilsame Bäder gestalten, welche sinnvollen Zutaten Sie

einsetzen und was es mit Güssen auf sich hat, erfahren Sie im dritten Kapitel.

■ **Die wohltuenden Düfte**, die sich für die Aromatherapie, für Dampfbäder und Inhalationen verwenden lassen, stehen im vierten Kapitel im Mittelpunkt. Zurücklehnen und entspannen ist jetzt angesagt.

■ **Großmutters Küchenschätze** bestimmen das letzte Kapitel und fördern gar Erstaunliches zu Tage. Danach ist sicher jedem klar: Bewährte Hausmittel gibt's für alle Fälle.

■ **Der Anhang** schließlich bietet einen ausführlichen Überblick über Beschwerden und Erkrankungen, die sich mit Hausmitteln gut behandeln lassen. Auf einen Blick erfahren Sie hier, wie breit die Behandlungsmöglichkeiten sind.

Die Grenzen der Selbstbehandlung

Bewährte Hausmittel können viel, aber sie können nicht alles. Deshalb sollte man die eigenen Grenzen nicht aus den Augen verlieren und verantwortungsbewusst entscheiden, wann man sie erreicht hat. Generell gilt, dass sämtliche Beschwerden – gleich welcher Art und welcher Ursache – die länger als drei Tage in gleich bleibender Intensität anhalten, unbedingt ärztliche Abklärung erfordern. Das Gleiche gilt ohnehin für Erkrankungen des Herzens, der Gallenblase, der Leber und der Nieren, sowie immer dann, wenn der Patient hohes Fieber hat.

Einen Arzt zu konsultieren bedeutet nicht, die Eigenverantwortung abzugeben, sondern vielmehr Kompetenz beweisen. Denn dazu gehört auch, die eigenen Grenzen zu akzeptieren.

Und noch eins: Auch wenn es gegen bestimmte Beschwerden, wie zum Beispiel Erkältungskrankheiten, sehr viele unterschiedliche Hausmittel gibt, so bedeutet das nicht, das viel auch viel hilft. Entscheiden Sie sich für solche Hausmittel, die Ihnen sinnvoll erscheinen, denen Sie vertrauen und die Sie gut vertragen.

Natürlich sollten Sie sich bei allen Behandlungsweisen genau an die vorgegebenen Behandlungszeiten und Dosierungsvorgaben halten. Schon bald werden Sie ein Gespür dafür entwickeln, welche Maßnahme wann die richtige ist.

Der richtige Dreh: Wickel, Packungen und Umschläge

Wer kennt ihn nicht, den Wadenwickel gegen Fieber oder den Brustwickel gegen festsitzenden Husten? Wickel, Packungen und Umschläge gehören zu den wirkungsvollsten Hausmitteln. Lange Zeit galten sie als etwas angestaubt, denn es war ja so viel einfacher, Fieber mit einem Zäpfchen zu senken und Husten durch einen Saft aus der Apotheke zu stoppen. Doch langsam keimt die Erkenntnis, dass nicht alles, was schnell hilft auch gesund ist.

Leider muss man bei Wickeln, Umschlägen und Packungen jedoch feststellen, dass das heilsame Wissen um die Wirkung und die richtige Anwendung schnell in Vergessenheit geraten ist. Anders als vielleicht bei Heiltees und Bädern sind insbesondere die Wickel nicht so ganz einfach anzuwenden, denn zunächst gilt es, Grundsätzliches zu wissen und das notwendige Zubehör anzuschaffen.

So wirken Wickel, Packungen und Umschläge

Bevor Sie sich über die Wirkungsweisen informieren, müssen Sie zunächst einmal die verschiedenen Begriffe zuordnen können:

- Wickel ist zunächst einmal der Oberbegriff für die verschiedenen äußerlichen Anwendungen, die sowohl auf die Haut als auch auf innere Vorgänge im Körper Einfluss haben.
- Im engeren Sinne bezeichnet man als Wickel alle Anwendungen, bei denen Körperteile vollständig „eingewickelt" werden. Ein typisches Beispiel ist der Wadenwickel.
- Varianten des klassischen „Wickels" sind so genannte Packungen oder Auflagen. Dabei werden zumeist Zutaten wie Quark oder Zwiebel auf die Haut oder auf ein bestimmtes Körperteil gebracht. Ein Beispiel wäre die Quarkauflage gegen Husten.
- Die Bezeichnung Umschlag oder Kompresse wird verwendet, wenn kleinere Hautpartien oder Körperteile mit Heilkräuteraufgüssen oder mit heilsamen Lebensmitteln behandelt werden. Dabei wird selten „gewickelt", sondern überwiegend „aufgelegt" oder betupft. Als Beispiel seien hier Augentrostumschläge für entzündete Augen erwähnt.

Die meisten Wickel helfen durch sanfte Kälte- oder Wärmereize, die entweder die Abwehrkräfte stärken und die Schmerzen lindern oder Körperfunktionen anregen. Die thermische Wirkung der Wickel wird durch Zusätze von Heilkräutern oder Lebensmitteln verstärkt. Grundlage jeden Wickels ist Wasser – entweder kaltes oder warmes, denn darauf basiert die thermische Wirkung.

Man unterscheidet dabei zwischen Kältereizen und Wärmereizen.

Kalte Wickel haben im Wesentlichen den Sinn, dem Körper Wärme zu entziehen. Ein typisches Beispiel ist der Wadenwickel gegen Fieber. Dabei werden die Waden mit Leinentüchern umwickelt, die zuvor in kühlem Wasser getränkt wurden. Der Wickel wirkt auf den gesamten Organismus, denn über die Haut beeinflusst er viele unterschiedliche Vorgänge im Körper. Zunächst einmal werden durch den plötzlichen Wärmeverlust an einem Körperteil die

Blutgefäße verengt, um einen zu großen Wärmeverlust zu verhindern. Doch schon bald wird diese spontane Reaktion aufgehoben, denn nun versucht der Körper, den Wärmeverlust auszugleichen. Als Folge wird mehr Blut in die betroffenen Körperteile geschickt. Am Beispiel des Wadenwickels gegen Fieber bedeutet das, dass die Hitze aus dem Kopf in die Beine geleitet wird. Zum anderen stehen die Nervenenden, die in der Haut liegen, mit bestimmten Organen in Verbindung, und diese wiederum werden in ihrer Funktion angeregt. So intensiviert sich die Atmung und der Stoffwechsel, ebenso wie der Lymphfluss. Dadurch wird die Versorgung und Entgiftung des Körpers angekurbelt. Zugleich weiten nasse Wickel die Poren der Haut und verstärken die Ausscheidung, sodass Giftstoffe schneller abtransportiert werden können. Zudem setzt die Kälte eines Wickels die Schmerzempfindung herab (zum Beispiel beim Kopfwickel gegen Kopfschmerzen) und hemmt Entzündungsprozesse.

Lässt man feucht-kalte Wickel länger als 15 Minuten auf der Haut, so entsteht ein entgegengesetzter Effekt: Körperwärme wird vom Wickelmaterial aufgenommen, er trocknet und staut dann die Wärme unter dem Tuch. Aus dem kalten Wickel wird ein warmer Wickel.

Warme Wickel greifen weniger drastisch in die Körperfunktionen ein, beeinflussen dafür um so mehr die Seele. Wärme sorgt für Entspannung und deshalb werden diese Wickel vorwiegend bei Schmerzen eingesetzt, die durch Verspannungen (zum Beispiel Rückenschmerzen) und Verkrampfungen (zum Beispiel Bauchschmerzen) entstehen. Feucht-warme Auflagen

signalisieren dem Körper im Wesentlichen, in Gehirn, Muskeln und Nervensystem Spannung abzubauen. Die Durchblutung wird intensiviert, die Zellversorgung verbessert und die Ausscheidung von Giftstoffen beschleunigt.

Aber Wickel, Auflagen und Kompressen brauchen den Kälte- oder Wärmereiz nicht unbedingt, um wirkungsvoll zu sein. Es gibt eine Reihe anderer Zusätze, die diese ersetzen können und manchmal auch sinnvoll ergänzen. Ein typisches Beispiel dafür ist die äußerliche Anwendung von Heilkräutern. Die heilkräftigen Inhaltsstoffe gelangen dabei über die Haut und die Schleimhäute in den Organismus. Temperatur und Feuchtigkeit des Wickels unterstützen in diesem Fall die Aufnahme der Kräuterwirkstoffe.

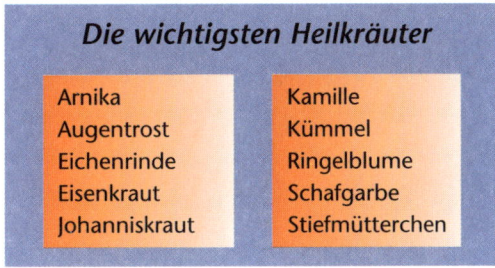

Die wichtigsten Heilkräuter	
Arnika	Kamille
Augentrost	Kümmel
Eichenrinde	Ringelblume
Eisenkraut	Schafgarbe
Johanniskraut	Stiefmütterchen

Völlig ohne Temperaturreize und zusätzliche Feuchtigkeit kommen **Packungen** und **Auflagen** mit heilsamen Lebensmitteln aus. Seit altersher weiß man, dass bestimmte Nahrungsmittel auch äußerlich angewendet eine große gesundheitsfördernde Wirkung haben. Wie bei den Heilkräutern gelingt es hiermit, die Vorgänge im Körper und auf der Haut sinnvoll zu beeinflussen. Die Beispiele sind vielfältig und die Effekte erstaunlich. Typisch ist die Zwiebel: Im

Wickel hilft sie nicht nur gegen Ohrenschmerzen, sondern auch bei Insektenstichen. Ihre Inhaltsstoffe wirken desinfizierend, entzündungshemmend und auch schmerzlindernd. Oder der Essig: Er ist reich an Vitaminen und Mineralstoffen, wirkt juckreizstillend und kühlend, er regt die Durchblutung an und schützt den Säureschutzmantel der Haut.

Wichtige heilende Lebensmittel

Apfelessig	Meerrettich
Honig	Quark
Kartoffeln	Senf
Kohl	Zitrone
Leinsamen	Zwiebel

Die Grundregeln: Was man wissen muss

Wickel, Packungen und Umschläge sind eine sinnvolle Ergänzung der konventionellen Behandlung, aber zumeist können sie den Besuch beim Arzt nicht ersetzen. Erkrankungen und Beschwerden, die länger als drei Tage andauern, ohne sich erheblich zu verbessern, müssen medizinisch untersucht und die Ursachen abgeklärt werden. Mit Wickeln selbst zu behandeln bedarf allerdings einiger Übung und Erfahrung. Wie und wann Wickel richtig und sinnvoll eingesetzt werden, erfahren Sie auf den folgenden Seiten. Nützlich ist es sicher, das Wickeln zu üben, ohne dass akuter Bedarf besteht. Den Einsatz dieser Hausmittel sollten Sie immer mit dem Arzt abstimmen.

Die Wahl des richtigen Wickels

Zu wissen, bei welchen Beschwerden welcher Wickel das Verfahren der Wahl ist, bleibt die Grundlage der Behandlung. Am Ende dieses Buches finden Sie eine Übersicht, die – nach Symptomen und Erkrankungen gegliedert – zusammenfasst, welche Behandlung mit Hausmitteln wann angesagt ist. Aber das allein ist nicht entscheidend: Wichtig ist immer, dass die Behandlung in positiver Atmosphäre stattfindet. Das bedeutet, der Patient muss einverstanden sein und der Selbstbehandlung positiv gegenüber stehen. Das setzt gegenseitiges Vertrauen und eine entspannte Atmosphäre voraus. Achten Sie stets auf Anregungen oder Kritik. Wenn eine Behandlung als unangenehm empfunden wird, muss sie sofort beendet werden. Das gilt insbesondere dann, wenn kleine Kinder behandelt werden.

Im Folgenden noch einige wichtige Punkte, die es zu beachten gilt:

- Anwendungen sollten nie direkt vor oder nach den Mahlzeiten durchgeführt werden.
- Tritt Unwohlsein auf, muss die Behandlung abgebrochen werden.
- Wichtig: Kaltes Wasser sollte nie auf kalte Haut. Wer also bei Fieber fröstelt oder kalte Füße hat, für den sind Wadenwickel ungeeignet. Tritt während der Behandlung Kältegefühl auf, sollte der Wickel abgenommen werden.
- Und: Akute Erkrankungen brauchen eher den Kältereiz, chronische Beschwerden sind mit Wärme besser zu behandeln.

- Bei Packungen und Umschlägen, die mit Heilkräutern oder Lebensmitteln kombiniert werden, kann es zu Kontaktallergien – das sind Hautreaktionen – kommen. Entsprechende Hinweise finden Sie bei den jeweiligen Rezepten. In diesem Fall muss die Behandlung abgebrochen werden.
- Nach dem Wickel ist Ruhe angesagt; Rauchen, Alkohol und Kaffee beeinträchtigen das Ergebnis.

Wie oft und wie lange soll gewickelt werden?

Bei allen Behandlungsvorschlägen sind Hinweise über die Dauer des Wickels oder der Packung vermerkt. Die angegebenen Zeiten stellen Höchstwerte dar, entscheidend ist jedoch immer das subjektive Empfinden des Patienten. Die meisten Wickel sollten nicht öfter als zweimal am Tag aufgelegt werden, denn der Körper braucht Zeit, die Reize zu verarbeiten und sich wieder zu erholen. Es gibt natürlich Situationen, beispielsweise bei Fieber, wo Wickel öfter gemacht werden, um ihre segensreiche Wirkung zu entfalten. Bei kühlen Umschlägen oder fiebersenkenden Wadenwickeln muss jedoch immer darauf geachtet werden, dass der Patient nicht friert.

Grundsätzlich gilt: Viel hilft nicht unbedingt viel – weniger ist oft mehr.

Die richtige Vorbereitung

Bevor Sie mit dem Wickeln oder der Packung beginnen, sollten Sie sich die Behandlungshinweise genau durchlesen. Alle Utensilien, die Sie dafür brauchen, müssen griffbereit sein. Hilfreich ist ein gut durchlüftetes Zimmer und eine entspannte Atmosphäre. Vor der Behandlung sollte der Patient auf die Toilette gehen und sich dann in eine bequeme Lage bringen. Werden Kinder behandelt, so sollte man für Unterhaltung sorgen, während der Wickel aufliegt. Lesen Sie eine Geschichte vor oder legen Sie eine Kassette ein.

Das Zubehör: Das sollten Sie im Haus haben

Für Wickel, Packungen und Umschläge brauchen Sie in erster Linie Tücher und Auflagen in unterschiedlicher Größe und Qualität. Jeder Wickel besteht mindestens aus zwei, manchmal auch aus drei Lagen.

Das Innentuch

So nennt man das Tuch, das direkt auf der Haut liegt. Bei kühlen und warmen Wickeln nimmt man dafür am besten ein Leinen- oder Baumwolltuch. Leinentücher können aus alten Bettlaken oder Geschirrtüchern hergestellt sein oder man kauft spezielles Wickelleinen. Leinenstoff besitzt die Eigenschaft, Körperwärme gut abzuleiten, erwärmt sich aber selbst nur langsam. Als Faustregel gilt: Je dicker der Leinenstoff, desto mehr Körperwärme leitet er ab. Auch Baumwollstoff ist als Innentuch gut geeignet; man kann beispielsweise Geschirrtücher oder Stoffwindeln dafür verwenden. Sie sind am besten für wärmende Wickel geeignet. Wird mit einem Zusatz gewickelt

– also Heilkräutern oder Lebensmitteln –, so ist es nützlich, auf die Haut einen dünnen Zwischenstoff zu legen. Dafür sind Mullbinden oder sterile Kompressen (gibt es in der Apotheke) besonders gut geeignet, aber auch Stofftaschentücher können eingesetzt werden. So kommen die Zusätze – beispielsweise Quark oder Senf – nicht direkt auf die Haut und können danach leichter abgenommen werden.

Das Innentuch sollte immer glatt und faltenfrei auf die entsprechende Körperstelle aufgelegt werden, sodass keine Druckstellen entstehen.

Das Zwischentuch

Es ist nicht immer nötig, aber manchmal ganz nützlich, vor allem dann, wenn mit Zusätzen gewickelt wird. Das Zwischentuch kann aus Baumwolle oder Heilwolle bestehen. Es sollte etwas größer als das Innentuch sein, um den Bereich gut abzudecken. Das Zwischentuch muss immer trocken aufgelegt werden.

Das Außentuch

Es bildet des Abschluss, die äußere Hülle des Wickels. Idealerweise werden dafür Woll- oder Seidentücher verwendet, vor allem dann, wenn es ein wärmender Wickel

t i p p Speziell bei Kindern hat es sich bewährt, dass Wickel an den Beinen oder Waden mit einer großen Baumwollsocke fixiert werden. Dann können sie auch damit herumlaufen, wenn das Liegen zu langweilig wird.

Wickeltücher – Welche Größe für welchen Wickel?

Halswickel Kopfwickel und	20 x 60 cm
Wadenwickel	80 x 80 cm
Beinwickel	80 x 130 cm
Brustwickel, Kreuzwickel und Bauchwickel	80 x 180 cm

ist. Kühle Wickel können auch gut mit einem dicken Baumwolltuch, einem Frotteehandtuch oder einer Baumwollbinde abgedeckt werden. Das Außentuch ist größer als Innen- oder Zwischentuch, in der Regel genügen zwei bis drei Zentimeter Zugabe an jeder Seite. Als Befestigungsmaterial – falls nötig – können Heftpflaster, Klettverschlüsse oder Mullbinden dienen.

Der richtige Dreh: So wickeln Sie richtig!

Armwickel

Die Tücher sollten von der Schulter bis zur Fingerspitze reichen, wobei die kürzere Seite jeweils in der Achselhöhle liegt. Armwickel setzt man ein, um das Blut aus dem Kopfbereich abzuleiten. Sie fördern aber auch die Atmung und die Durchblutung.

Wadenwickel

Die Tücher sollten vom Knie bis zum Knöchel reichen. Die drei Tücher werden aufeinander gelegt – das Innentuch ist kühl-feucht – und dann nacheinander, übereinander gewickelt. Damit der Patient keine kalten Füsse bekommt, sollte er warme Socken tragen.

Wadenwickel gelten als Klassiker, um Fieber zu senken.

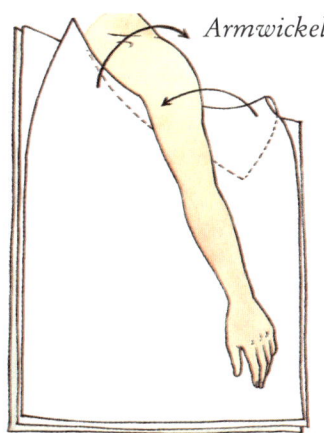

Armwickel

Beinwickel

Die drei Wickeltücher (Innen-, Zwischen- und Außentuch) werden am oberen Ende nach außen umgeschlagen. Dann hüllt man das Bein vom Fuss bis zur Hüfte so ein, dass die kürzere Tuchseite innen zur Leistenbeuge hinzeigt und die längere außen an der Hüfte liegt.

Beinwickel leiten das Blut aus den oberen Körperbereichen ab. Sie helfen bei Verdauungsstörungen, bei Erkrankungen der Harnwege, bei Rheuma sowie bei Krampfadern und Ischias.

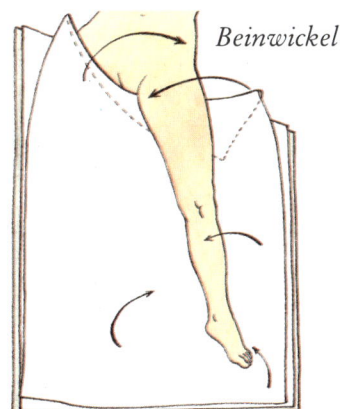

Beinwickel

Brustwickel

Das äußere Tuch wird auf das Bett gelegt, darauf kommt ein Baumwoll- oder Leinentuch als Zwischenschicht. Darauf legt sich der Patient und zwar so, dass der Wickel unter den Achseln beginnt und bis zum Rippenbogen reicht. Direkt oben auf die Brust kommt das Innentuch, dann werden nacheinander zuerst das Zwischentuch und dann das Außentuch darüber gewickelt. Wichtig ist es, nicht zu fest zu wickeln, damit die Atmung nicht behindert wird.

Brustwickel lockern zähen Schleim bei Husten und Bronchitis, helfen bei Entzündungen des Rippenfells und der Lunge.

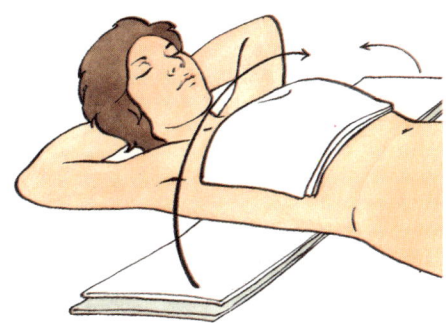

Brustwickel

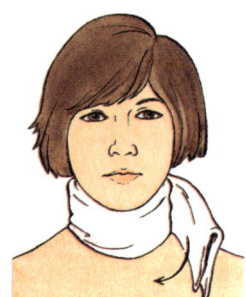

Halswickel

Halswickel

Das innere Leinentuch wird der Länge nach zusammengefaltet und zweimal um den Hals geschlungen. Darüber kommen zwei trockene Tücher oder als äußere Hülle ein Wollschal. Halswickel sind gut bei Halsschmerzen, bei Entzündungen des Rachens und des Kehlkopfs.

Kopfwickel

Die drei Wickeltücher werden einzeln zu Dreiecken gefaltet. Das feuchte Innentuch wird mit der langen Grundseite über den Augenbrauen angelegt, sodass der mittlere Zipfel über den Scheitel nach hinten gelegt werden kann. Die beiden seitlichen Enden werden nach hinten, überkreuz, um den Kopf herum wiederum nach vorne geführt und dort festgesteckt. Mit den beiden äußeren Tüchern verfährt man nun in gleicher Weise. Kopfwickel helfen bei Migräne und Kopfschmerzen, Schwindel und Durchblutungsstörungen im Gehirn.

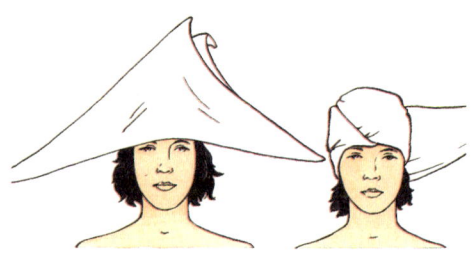

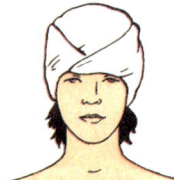

Kopfwickel

Kreuzwickel

Für diese Wickelform braucht man Tücher, die so lang sind, das sie zweimal um den Brustkorb reichen. Das innere Tuch wird mittig über die Brust gelegt und unter den Achseln durchgeführt. Das rechte Ende führt man am Rücken zur linken Schulter, darüber hinweg zur linken Brustseite. Das linke Ende wird über die rechte Schulter zur rechten Brustseite geführt. In gleicher Weise werden die äußeren Tücher angelegt. Die Anwendungsbereiche sind dem Brustwickel entsprechend.

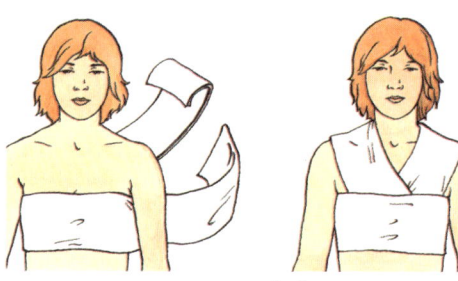

Kreuzwickel

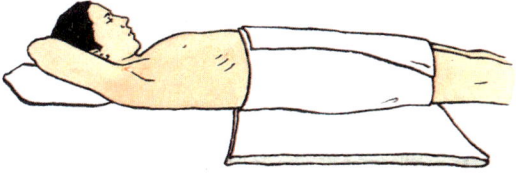
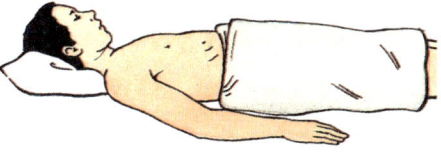

Bauchwickel

Bauchwickel

Auf das Bett kommt das wärmende Außentuch und ein trockenes Zwischentuch. Darauf legt sich der Patient. Das feuchte Innentuch wird oben auf den Bauch gelegt. Die äußeren Tücher werden nun nacheinander um den Körper geschlungen.

Der warme Bauchwickel hilft bei Magen-Darm-Beschwerden, Blähungen und Verstopfung. Aber auch bei Periodenschmerzen – dann etwas tiefer angelegt – können sie hilfreich sein.

Selbstverständlich gibt es noch eine ganze Reihe anderer Wickel, die in verschiedenen Situationen zur Anwendung kommen. Drei davon sind unten abgebildet: der Fußwickel, der Unterschenkelwickel und der Handwickel.

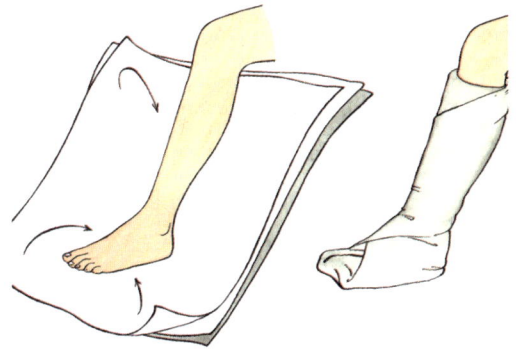
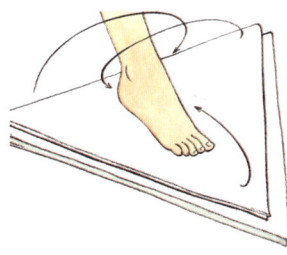
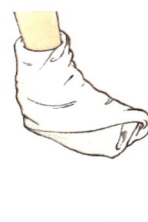

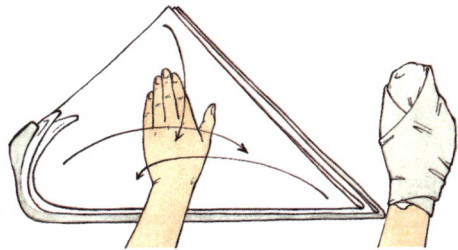

Unterschenkel-, Fuß- und Handwickel helfen bei schlecht heilenden Wunden und Hautentzündungen. Der Unterschenkelwickel senkt Fieber

Beschwerden lindern – der Wickel macht's

Wickel, Packungen und Umschläge bieten eine durchaus breite Einsatzpalette. Die Schwerpunkte liegen jedoch im Bereich der Schmerzlinderung und bei den unterschiedlichen Symptomen von Erkältungskrankheiten. Husten, Schnupfen und Heiserkeit sprechen in der Regel gut auf Wickel und Umschläge an, ebenso wie das Fieber durch Wickel wirkungsvoll und schonend gesenkt werden kann. Bei der Schmerztherapie kann sowohl mit kaltem Wasser als auch mit den unterschiedlichen Zusätzen schnell und effektiv geholfen werden.

Die Haupteinsatzgebiete von Packungen und Umschlägen sind natürlich alle Erkrankungen und Veränderungen der Haut. Hier reicht die Palette von juckreizstillenden und abschwellenden Eigenschaften bis hin zu desinfizierend und entzündungshemmend wirkenden Inhaltsstoffen verschiedener Zusätze. Im folgenden Rezeptteil dieses Kapitels sind die jeweiligen Anwendungsgebiete aufgezählt. Eine Zusammenfassung der bewährten Hausmittel nach Beschwerden und Erkrankungen finden Sie am Ende des Buches.

Die Grenzen der Selbsthilfe zu erkennen und anzuerkennen ist besonders wichtig. Deshalb finden sich bei den entsprechenden Rezepten, wenn notwendig, Hinweise, die unbedingt beachtet werden sollten. Mit altbewährten Hausmitteln zu behandeln bedeutet nicht automatisch, dass dabei keine Nebenwirkungen auftreten oder damit keine Risiken verbunden sein

könnten. In Zweifelsfällen sind der Arzt und der Naturheilkundler die kompetenten Ansprechpartner.

Heilsame Reize

Kalt-Wasserumschläge

Anwendungsgebiete

Verstauchungen, Zerrungen und Blutergüsse.

So wird's gemacht

Tränken Sie einen Mullverband oder ein großes Stück Watte mit kaltem (nicht eisigem) Wasser und legen es auf die betroffene Stelle. Den Umschlag mit einer Mullbinde fixieren und trocknen lassen. Der Verband muss zur Erneuerung nicht abgenommen werden, sondern wird nur in regelmäßigen Abständen wiederum mit kaltem Wasser beträufelt.

Kalte Kompresse

Anwendungsgebiete

Stillen von blutenden Wunden, zum Beispiel Nasenbluten.

So wird's gemacht

Tücher (Mullverband oder Stofftaschentuch) befeuchten Sie mit kaltem Wasser und legen sie auf die Wunde (oder tupfen diese damit vorsichtig ab). Bei Nasenbluten werden die kalten Kompressen in den Nacken, auf die Stirn und auf den Nasenrücken gelegt.

Kalter Wadenwickel

Anwendungsgebiete

Fieber und Schlafstörungen.

So wird's gemacht

Zwei Leinen- oder Baumwolltücher werden in kaltes (nicht eisiges) Wasser getaucht und dann ausgewrungen. Damit umwickeln Sie die Waden vom Knie bis zum Knöchel. Darüber kommt jeweils ein trockenes Zwischen- und ein wollenes Außentuch. Die Wadenwickel sollten etwa 20 Minuten liegen bleiben, auf keinen Fall länger. Wenn sie antrocknen, kann der gegenteilige Effekt entstehen – es kommt zum Wärmestau.

Anmerkung

Für Kinder verwendet man lauwarmes (Körpertemperatur) Wasser für den Wadenwickel.

Eisauflage

Anwendungsgebiete

Kopfschmerzen und Migräne.
Achtung: Die Eisauflage darf bei erkältungsbedingten Kopfschmerzen nicht angewendet werden.

So wird's gemacht

Falten Sie ein Mulltuch zum Dreieck und legen Sie in die lange Kante einige Eiswürfel. Die Eiswürfelmanschette legen Sie über die Stirn. Befestigen Sie die Auflage wie beim Kopfwickel beschrieben, jedoch ohne das Außentuch. Bis zu 20 Minuten angelegt lassen.

Kühlende Halswickel

Anwendungsgebiete

Entzündungen im Hals, Rachen und Mundbereich, Heiserkeit und Mandelentzündung.

So wird's gemacht

Das Leinentuch wird auf Halsbreite gefaltet und in kaltes Wasser gelegt, dann leicht ausgewrungen. Das Tuch sollte nass sein, aber nicht tropfen. Um den Hals schlingen und mit Zwischen- und Außentuch (zum Beispiel einem Wollschal) abdecken. Wenn der Wickel trocken ist, spätestens jedoch nach 40 Minuten, abnehmen und für eine Stunde einen warmen Schal umlegen.

Kalt-warmer Schnupfenwickel

Anwendungsgebiete

Festsitzender Schnupfen und Nasennebenhöhlenentzündung.

So wird's gemacht

Bei diesem Wickel kommt es auf die Gegensätze an. Für den Nacken bereiten Sie einen heißen Wickel zu. Dafür befeuchten Sie ein Handtuch mit sehr warmem Wasser, wringen es leicht aus und legen es in den Nacken – mit einem trockenen Handtuch abdecken. Als Gegensatz kommt eine kühle Kompresse (kleineres Tuch mit kühlem Wasser befeuchtet) auf die Stirn. Zehn Minuten wirken lassen.

Feucht-warmer Brustwickel

Anwendungsgebiete

Festsitzender Husten und Bronchitis.

So wird's gemacht

Der Patient legt sich flach auf ein trockenes Außen- und Zwischentuch, sodass sie ihm von den Achseln bis zum Rippenbogen reichen. Auf den Brustkorb legen Sie ein feucht-warmes Leinentuch und wickeln mit den äußeren Tüchern darüber. 15 Minuten einwirken lassen.

Wärmender Halswickel

Anwendungsgebiet

Halsschmerzen, die länger anhalten.

So wird's gemacht

Ein Leinentuch wird in kühles Wasser gelegt und kräftig ausgewrungen. Um den Hals wickeln und gut mit einem wollenen Außentuch abdecken. Der Wickel bleibt eine halbe bis eineinhalb Stunden angelegt, sodass Eigenwärme erzeugt wird.

Heiße Rolle

Anwendungsgebiete

Verspannungen im Rücken und Nackenbereich, krampfartige Schmerzen im Bereich des Unterleibs.

So wird's gemacht

Ein dickes Frotteetuch (etwa in Größe des zu behandelnden Körperbereichs) wird zusammengerollt, sodass an einem Ende eine

Art Trichter entsteht. Dort hinein füllt man vorsichtig sehr warmes (Achtung! Verbrühungsgefahr!) Wasser, bis die Rolle bis zur äußersten Schicht befeuchtet ist. Dann schiebt man die Frotteerolle wieder so zusammen, dass sie gleichmäßig gerollt ist, und legt sie auf das entsprechende Körperteil. Darüber kommen wiederum die trockenen Tücher. Lässt die Wärme nach, muss man nur die Rolle ein Stück abrollen und hat wiederum die wohltuende Wärme.

Warme Kompresse

Anwendungsgebiete

Kopfschmerzen, Rücken- und Nackenverspannungen.

So wird's gemacht

Das Innentuch in einem halben Liter heißem Wasser anfeuchten, auswringen und so warm wie möglich in den Nacken oder auf den Rücken legen. Mit wärmenden Außentüchern abdecken. Der Wickel kann angelegt bleiben, wie es angenehm ist.

Wirkungsvolle Kräuter

Arnikaumschläge

So wirkt Arnika

Die Blüten sind entzündungshemmend und abschwellend.

Anwendungsgebiete

Mit dem Aufguss der Arrnikablüte werden schlecht heilende Wunden, Quetschungen,

Zerrungen, Verstauchungen und Blutergüsse behandelt.

So wird's gemacht

Übergießen Sie zwei Teelöffel der Blüten
mit 300 Milliliter heißem Wasser, zehn Minuten ziehen lassen und dann abseihen. Mit
dem Aufguss Leinentücher oder Mullbinden befeuchten und auf die betroffenen
Hautpartien legen.

Nebenwirkungen

Kontaktallergien sind möglich.

Arnikapulswickel

Anwendungsgebiete

Kreislaufstärkung, vor allem nach längerer
Bettruhe und bei Erschöpfungszuständen.

So wird's gemacht

Diesmal brauchen Sie Arnikatinktur (gibt
es in der Apotheke), 10 Milliliter davon mischen Sie mit 100 Milliliter Wasser. Ist es
dem Patienten kalt, wird sehr warmes
(37–40 °C) Wasser verwendet; schwitzt der
Patient oder hat er Fieber, nimmt man kaltes (20–25 °C) Wasser.

Tauchen Sie vier Mullbinden oder in
Streifen geschnittene Leinentücher in die
Wasser-Arnika-Mischung und umwickeln
Sie damit die beiden Handgelenke und die
beiden Fußknöchel. Als Außentuch schlingen Sie eine dicke Socke oder wollene Puls-
wärmer darüber. Die Wickel alle zehn Minuten erneuern, dreimal hintereinander –
dann mehrere Stunden pausieren.

Augentrostumschläge

So wirkt Augentrost

Das Kraut ist entzündungshemmend und
abschwellend.

Anwendungsgebiete

Bindehautentzündung, geschwollene Au-
genlider und zur Ausheilung von Augen-
verletzungen.

So wird's gemacht

Ein Esslöffel des Krauts wird mit 300 Milliliter kaltem Wasser vermischt und zum
Kochen gebracht. Fünf Minuten ziehen lassen, abseihen und auskühlen lassen. Darin
werden Mulltücher oder gefaltete Kompressen getränkt und auf die Augen gelegt.
Zehn Minuten ruhen lassen.

Bockshornkleeauflagen

So wirkt Bockshornklee

Die Samen fördern die Heilung und hemmen Entzündungen.

Anwendungsgebiete

Furunkel und Abzesse werden „aufgezo-
gen", hilfreich bei Rheuma.

So wird's gemacht

Ein Esslöffel pulverisierter Samen wird mit
etwas heißem, abgekochtem Wasser zu
einem dicken Brei verrührt. Bei Abzessen
und Furunkeln den Brei auf ein kleines
Mullläppchen streichen und auf den Abs-
zess legen, 15 Minuten einwirken lassen
und mehrmals täglich wiederholen. Bei
Rheuma streicht man die Paste etwas dicker

auf ein entsprechend großes Mulltuch und legt es auf das schmerzende Gelenk.

Allergische Hautreaktionen sind möglich.

Eibischwurzelauflage

Die Wurzel ist reich an Schleimstoffen, die die Wundheilung fördern und empfindliche Hautpartien schützen.

Kann Furunkel und Karbunkel „aufziehen", gut bei schlecht heilenden Wunden.

Ein Esslöffel klein geschnittene Wurzel mit 300 Milliliter Wasser aufsetzen und 30 Minuten ziehen lassen, dabei gelegentlich umrühren. Danach die Mischung erhitzen und leicht abkühlen lassen. Darin werden Mulltücher oder Kompressen getränkt und auf die Wunde gelegt – mehrmals täglich wiederholen.

Eichenrindenumschlag

Die Rinde enthält viele Gerbstoffe, die zusammenziehend und entzündungshemmend wirken.

Nässende Ekzeme, auch für wunde Hautpartien (zum Beispiel wunder Babypo) oder entzündete Hämorrhoiden.

Zwei Esslöffel der zerkleinerten Rinde werden mit 500 Milliliter Wasser 20 Minuten lang gekocht, dann abseihen und auskühlen lassen. Mit dieser Abkochung werden saubere Leintücher befeuchtet und auf die betroffenen Körperstellen gelegt.

Kamillebauchwickel

Die Blüten wirken entzündungshemmend und krampflösend, sie beruhigen und fördern die Wundheilung.

Zur Beruhigung und als Einschlafhilfe, bei Blähungen (auch für Babys) und Verstopfung, bei Menstruationsbeschwerden und zur Stoffwechselanregung.

Einen Esslöffel Kamillenblüten übergießen Sie mit 500 Milliliter heißem Wasser und lassen den Aufguss zehn Minuten ziehen, dann abseihen. Darin das Innentuch des Wickels einweichen, leicht auswringen und auf den Unterleib legen. Mit Außentüchern abdecken.

Kümmelbauchwickel

Die Samen wirken krampflösend und verdauungsfördernd.

Blähungen und Unterleibskrämpfe.

Bereiten Sie einen Kümmeltee aus zwei Esslöffeln Kümmelsamen und 500 Milliliter heißem Wasser (zehn Minuten ziehen lassen). In den Tee wird ein Leinentuch getränkt. Das Tuch wird auf den Unterbauch gelegt und mit Heilwolle und einem Außentuch abgedeckt.

Ringelblumenumschläge

So wirkt Ringelblume

Die vielfältigen Inhaltsstoffe (ätherische Öle, Saponine, Flavonoide und Schleimstoffe) fördern die Wundheilung und hemmen Entzündungen.

Anwendungsgebiete

Schlecht heilende Wunden, Haut- und Nagelbettentzündungen.

So wird's gemacht

Ein Esslöffel der Blüten wird mit 250 Milliliter heißem Wasser aufgegossen und zehn Minuten ziehen gelassen. Nach dem Abseihen muss der Aufguss auskühlen, dann Leintücher oder Mullkompressen darin tränken und auf die betroffenen Hautstellen legen.

Stiefmütterchenkompresse

So wirken Stiefmütterchen

Die Wirkstoffe stillen Juckreiz, beruhigen die Haut und können Schorf (zum Beispiel Milchschorf bei Babys) lösen.

Anwendungsgebiete

Hauterkrankungen, die mit Juckreiz verbunden sind (zum Beispiel Schuppenflechte), Ekzeme und Akne.

So wird's gemacht

Ein Esslöffel der Blüten wird mit 200 Milliliter heißem Wasser überbrüht und dann acht Minuten ziehen gelassen. Nach dem Abseihen muss der Aufguss abkühlen, dann ein Tuch oder eine Mullkompresse darin tränken und auf die betroffenen Hautstellen legen. Über eine Stunde hinweg immer wieder befeuchten.

Wohltuendes aus Küche und Keller

Apfelessigvenenwickel

Anwendungsgebiete

Schwere, müde Beine und Krampfadern.

So wird's gemacht

Mischen Sie kühles Wasser im Verhältnis 2 : 1 mit Apfelessig und tränken Sie damit ein Leinentuch. Leicht auswringen und um die Beine schlingen, mit einem Zwischentuch abdecken und mit einer Mullbinde fixieren. Während der Wickel aufliegt, die Beine hoch lagern – nach 15 bis 30 Minuten abnehmen.

tipp Apfelessig ist ein gesunder Allrounder. Er wirkt zudem antibakteriell und stärkt die körpereigenen Abwehrkräfte.

Essigstrumpf nach Kneipp

Anwendungsgebiet
Fieber.

So wird's gemacht
Ein Teil Essig wird mit fünf Teilen kühlem Wasser gemischt (insgesamt einem halbem Liter). In das Wasser-Essig-Gemisch legt man Baumwollstrümpfe, wringt sie gut aus und zieht sie an. Dann beide Beine mit Wollschals umwickeln und eine Stunde wirken lassen.

Kartoffelpackung

Anwendungsgebiete
Festsitzender Husten und Rheuma.

So wird's gemacht
Drei bis vier große Kartoffeln in der Schale weich kochen, auf ein Küchenhandtuch legen und zerdrücken. Dann die Kartoffeln darin einpacken und noch ein Baumwolltuch darumwickeln.

Die Packung auf den Brustkorb legen und so lange belassen, bis die Packung abgekühlt ist.

tipp Eine Packung aus rohen, geriebenen Kartoffeln hilft übrigens bei leichten Verbrennungen recht gut und kann die Schmerzen einigermaßen erträglich machen.

Kohlwickel

Anwendungsgebiete
Durchblutungstörungen, Muskelschmerzen aller Art, Rheuma und Hexenschuss.

So wird's gemacht
Es können alle Kohlarten verwendet werden, Weißkohl ist jedoch am wirkungsvollsten. Man nimmt die großen, grünen und dicken Außenblätter, schneidet den Mittelstrunk heraus und rollt sie, am besten mit einer Glasflasche, so flach, dass der Saft austritt. Den frisch gepressten Saft auf die betroffenen Körperpartien auflegen und mit einem Zwischentuch abdecken. Eine Stunde aufliegen lassen.

Senfwickel

Anwendungsgebiete
Bronchitis, Husten und Lungenentzündung sowie Kreislaufstörungen.

So wird's gemacht
Zwei bis drei Esslöffel frisch gemahlenes Senfpulver (gibt es in der Apotheke) werden mit etwas lauwarmem Wasser zu einer Paste verrührt. Den Brei auf ein Leinentuch streichen und auf die Brust legen. Maximal zehn Minuten belassen!

Nebenwirkung
Bei Auftreten von brennenden Schmerzen sofort abnehmen!

Senfpflaster gegen Rheuma

So wird's gemacht

Eine Hand voll Senfkörner zerstossen und mit vier Esslöffel Wasser verrühren. Auf ein Leinentuch streichen und auf die schmerzende Stelle legen, mit einem Wolltuch abdecken. So lange belassen, bis ein brennendes Gefühl entsteht – manchmal passiert das schon nach wenigen Minuten. Alle zwei Tage wiederholen.

Quarkwickel

Anwendungsgebiete

Quark hilft eigentlich gegen alles, vor allem bei Hauterkrankungen, Allergien, Juckreiz und Rötung, aber auch bei Husten, Halsschmerzen und Bindehautentzündungen wird er eingesetzt.

So wird's gemacht

Kühler Quark wird auf ein Leintuch gestrichen und auf die betroffenen Hautpartien aufgelegt. Etwa 20 Minuten dort belassen, bis der Quark bröselig wird. Werden die Augen behandelt, so streicht man den Quark, mit Milch und etwas Zitrone verrührt, auf Wattepads und legt diese 20 Minuten auf die geschlossenen Augen.

Für den Brustwickel gegen Husten wird der Quark im Wasserbad auf Körpertemperatur erwärmt und dann auf ein Leinen- oder ein Mulltuch gestrichen, auf den Brustkorb auflegen und mit einem Außentuch abdecken. Der Wickel bleibt etwa drei Stunden liegen, bis der Quark gut eingetrocknet ist.

Zwiebelwickel

Anwendungsgebiete

Die Zwiebel ist ein Allrounder und hilft so ziemlich gegen alles, zum Beispiel gegen Ohrenschmerzen, Husten und Blasenentzündung sowie gegen Stirn- und Nebenhöhlenvereiterungen.

So wird's gemacht

Man kann kalte und warme Zwiebelwickel und -packungen machen. Bei der kalten Variante schneidet man eine große Zwiebel klein, wickelt sie in eine Mullbinde oder in ein Gazetuch (Sie können auch ein Stofftaschentuch verwenden) und legt die Packung bei Kopfschmerzen auf den Nacken und bei Ohrenschmerzen auf das Ohr. Mit einem warmen Tuch abdecken und 20 Minuten einwirken lassen.

Für die warme Zwiebelvariante werden zwei bis drei große Zwiebel gehackt und dann in ein Mulltuch eingeschlagen oder in ein dünnes Stoffsäcken gefüllt. Kochen Sie nun Wasser in einem großen Topf mit Deckel. Auf den Deckel des Wassertopfes legen Sie die Zwiebelpackung, bis diese heiß ist. Dann auf die betroffenen Körperstellen legen und fixieren.

tipp Eine warme Zwiebelpackung, auf die beiden Fußsohlen gelegt, hilft auch recht gut gegen Schnupfen.

Zitronenwickel

Husten und Halsschmerzen.

Für einen Brustwickel gegen Husten brauchen Sie eine halbe unbehandelte Zitrone. Diese ritzen Sie, auch an der Schale, ein und legen Sie in einen halben Liter heißes Wasser. Dort die Zitrone auspressen, ein Leinentuch darin anfeuchten, gut ausdrücken und so warm wie möglich auflegen. Mit einer Wolldecke gut abdecken und bis zu 30 Minuten belassen.

Gegen Halsschmerzen hilft es, heißes Wasser mit dem Saft einer halben Zitrone zu mischen und damit das Wickeltuch zu tränken. Gut auswringen und das Tuch fünf Minuten lang um den Hals wickeln.

Wenn die Haut brennt, sofort abnehmen.

Leinsamenauflage

Schnupfen und Nasennebenhöhlenentzündung.

Mischen Sie Leinsamenschrot und Wasser im Verhältnis 1:2. Zusammen aufkochen bis der Leinsamen quillt, dann den Brei auf drei Tücher etwa ein Zentimeter dick auftragen und daraus kleine Päckchen machen. Zwei davon warm halten (zum Beispiel mit einer Wärmflasche) und das dritte auf den schmerzenden Bereich legen (zum Beispiel

die Stirn). Sobald das erste ausgekühlt ist, das nächste auflegen. Jeweils mit einem Wollschal abdecken.

Honigbrustauflage

Husten und Bronchitis.

Ein doppelt gefaltetes Baumwolltuch wird dick mit Honig bestrichen und dann auf einer heißen Wärmflasche erhitzt. Dann direkt auf die Brust legen und mit einem warmen Wolltuch umwickeln. 10 bis 15 Minuten darauf liegen lassen.

Milchbrustwickel

Husten und Bronchitis.

Die Milch erwärmen und darin ein doppelt gefaltetes Tuch tränken. Auswringen und auf die Brust legen, mit einem Wollschal fixieren. Zehn Minuten lang anwenden.

Traubenbreiauflage

Bauchschmerzen und Magen-Darm-Beschwerden.

Die roten Trauben mit der Schale zerdrücken und den so gewonnenen Brei auf ein dünnes Mulltuch streichen. Dieses auf den Bauch legen und mit einem zweiten Tuch abdecken. Etwa eine Stunde darauf liegen lassen, eventuell durch eine zweite Packung ergänzen.

Meerrettichauflage

Anwendungsgebiete

Kopf- und Zahnschmerzen.

So wird's gemacht

Raspeln Sie das Viertel einer Meerrettichstange und vermischen Sie es mit ein bis zwei Esslöffeln Wasser. Die Paste wird auf ein Leinentuch gestrichen und in den Nacken gelegt. Höchstens fünf Minuten aufliegen lassen.

Nebenwirkung

Die Haut kann gereizt werden, weshalb es sinnvoll ist, den Nacken vorab mit Vaseline einzureiben.

Stirnkompresse mit Obstessig

Anwendungsgebiete

Kopfschmerzen und Migräne.

So wird's gemacht

Mischen Sie Obstessig und kühles Wasser im Verhältnis 1 : 2. Darin wird ein Mullverband oder schmales Tuch getränkt, ausgewrungen und auf die Stirn gelegt. Die Kompresse sollte nach Bedarf 5 bis 20 Minuten aufliegen.

Fett-Muskatwickel

Anwendungsgebiete

Reizhusten, vor allem in der Nacht, und festsitzender Husten.

So wird's gemacht

Streichen Sie Vaseline oder Schweineschmalz (Zimmertemperatur) dick auf ein Leinen- oder Baumwolltuch und streuen Sie dann Muskatpulver (insgesamt etwa einen halben Teelöffel) darüber. Dann auf die Brust legen und mit einem warmen Tuch oder Wollschal abdecken. Über Nacht darauf liegen lassen.

tipp Den Fett-Muskat-Wickel dürfen Sie nur jeden zweiten Tag einsetzen. Milder und auch bei Kindern gut einsetzbar sind Brustwickel mit reinem Schweineschmalz, dieses wird vorab auf der Heizung leicht erwärmt.

Milch-Leinsamen-Wickel

Anwendungsgebiete

Halsschmerzen und Angina.

So wird's gemacht

Verrühren Sie drei Esslöffel Leinsamen mit 150 Milliliter Milch. Dabei sollte keine fettarme oder H-Milch verwendet werden. Diese Mischung lassen Sie im Kühlschrank eine Stunde lang quellen. Anschließend noch 300 Milliliter Wasser zugeben und alles zusammen kurz aufkochen lassen. Den Leinsamen abseihen, auf ein Leinen- oder Baumwolltuch streichen und dieses um den Hals wickeln. 15 Minuten einwirken lassen.

Kümmelkopfwickel

Anwendungsgebiete

Kopfschmerzen, vor allem in Verbindung mit Erkältungskrankheiten.

So wird's gemacht

Zwei Esslöffel Kümmelsamen werden mit dem Mörser zerstoßen und mit etwas Wasser zu einem zähen Brei verrührt. Diesen streichen Sie auf ein Leinen- oder Baumwolltuch und legen diese Packung auf die Stirn. Den Kopfwickel können Sie einfach mit einem Handtuch befestigen, indem Sie es wie einen Turban darumschlingen. Zehn Minuten einwirken lassen.

Apfelessig-Ohr-Auflage

Anwendungsgebiete

Ohrenschmerzen, insbesondere bei Mittelohrentzündung.

So wird's gemacht

Wärmen Sie etwas Apfelessig an, und befeuchten Sie damit ein Tuch. Die handwarme Auflage sollte nun auf das schmerzende Ohr gelegt und mit einem wärmenden Tuch fixiert werden.

tipp Mischen Sie den warmen Apfelessig im Verhältnis 1:1 mit Zinnkrautaufguss und feuchten Sie damit die Kompresse an.

Weißkohlauflage

Anwendungsgebiete

Insektenstiche und kleinere Wunden.

So wird's gemacht

Weißkohl fördert die Eiter- und Flüssigkeitsbildung, wodurch schädigende Stoffe, auch Insektengift, vom Körper schneller ausgeschieden werden.

Eine Auflage stellt man her, indem man ein Kohlblatt mit einer Glasflasche glatt streicht, sodass der Saft austritt. Dieses Blatt legt man dann auf die betroffene Hautpartie. Als Soforthilfe bei Insektenstichen kann man die Blätter auch kurz durchkauen und dann auflegen.

Bananenschalenauflage

Anwendungsgebiete

Warzen, insbesondere Dornwarzen.

So wird's gemacht

Für diese Auflage brauchen Sie möglichst reife Bananen. Schälen Sie eine davon und schneiden Sie ein Stück Schale so zu, dass es die Warze gut abdeckt. Die Auflage mit einem Pflaster fixieren und, wenn möglich, dreimal täglich erneuern.

tipp Noch besser hilft die Bananenschale, wenn Sie zuvor nach einem heißen Fußbad die überflüssige Hornhaut entfernt haben.

Essig-und-Öl-Auflage

Anwendungsgebiete

Schlecht heilende Wunden, Schnitt- und Schürfwunden.

So wird's gemacht

Am besten verwendet man für diese Auflage Obst- oder Apfelessig in Verbindung mit einem guten Olivenöl. Mischen Sie Essig und Öl im Verhältnis 1:1 und tränken Sie damit eine Kompresse, die Sie auf die Wunde auflegen.

Diese feuchte Auflage sollte eine halbe Stunde auf der Wunde bleiben.

Schlagrahm-Zucker-Auflage

Anwendungsgebiete

Kleinere, leicht eitrige Wunden und Nagelbettentzündungen.

So wird's gemacht

Mischen Sie einen Achtelliter Schlagrahm mit mindestens drei Esslöffeln Zucker. Tränken Sie mit der Mischung eine Kompresse gut durch und legen Sie diese auf die Wunde beziehungsweise baden Sie den entzündeten Nagel darin. Der Zucker in der Mischung wirkt durch die Wasserentziehung abschwellend.

Der gesunde Genuss: Heiltees, Gurgellösungen und Spülungen

Pflanzen gab es schon immer und schon zu Urzeiten machten die Menschen sie sich zu Nutze. Manche waren nahrhaft und wurden gegessen. Andere besaßen offensichtlich die Eigenschaft, bestimmte Beschwerden zu lindern und Krankheiten zu heilen. Wieder andere waren für den Menschen pures Gift. Das Sammeln und Zubereiten von Heilkräutermedizin waren über Jahrtausende besonders kundigen Menschen vorbehalten. Sie waren es, die die Erfahrungen von Generation zu Generation weitergaben, sodass wir heute auf eine breite und vielfältige Palette von Heilkräutern zurückgreifen können, um Beschwerden natürlich zu behandeln.

Es gibt sehr viele unterschiedliche Möglichkeiten Heilkräuter zuzubereiten und anzuwenden. Die klassische Form ist der Heiltee. Er ist ideal, um geringgradige Beschwerden zu kurieren oder chronische Erkrankungen zu erleichtern. Der entscheidende Vorteil gegenüber synthetisch hergestellten Medikamenten ist jedoch, dass Risiken gering und Nebenwirkungen selten sind. Voraussetzungen dafür sind natürlich die richtige Zubereitung, die genaue Dosierung und fachgerechte Anwendung.

Inhaltsstoffe – das macht den Genuss so gesund

Heilpflanzen enthalten die unterschiedlichsten Wirkstoffe in einer einzigartigen Kombination. Darüber hinaus sind sie reich an Vitaminen, Mineralstoffen und Spurenelementen. Immer wieder werden durch neue Forschungsmethoden bislang unbekannte Wirkstoffe entdeckt und man ist immer wieder erstaunt, wie vielfältig die Eigenschaften pflanzlicher Heilmittel sind. Es gibt Stoffe, die antibiotisch und antiviral wirken, ebenso wie gute Schleimlöser oder entkrampfende Mittel.

Hier nun die wichtigsten Wirkstoffe im Überblick:

- *Alkaloide* sind in Pflanzen vorkommende Stickstoffverbindungen. Alkalisch reagieren basische Stoffe, am besten bekannt als natürliche Gegenspieler von säurehaltigen Substanzen. In Bezug auf Pflanzen werden damit alkalische, vorwiegend giftige Stichstoffverbindungen bezeichnet, die häufig auf das Nervensystem wirken. Alkaloide sind höchst wirkungsvoll, sollten allerdings nur von Fachleuten angewendet werden, weil nur bei richtiger Dosierung die segensreiche Wirkung entfaltet wird.

- *Ätherische Öle* sind wissenschaftlich betrachtet flüssige Substanzen, die sich durch unterschiedliche Gerüche auszeichnen (mehr im Kapitel 4). Sie riechen meist angenehm, verflüchtigen sich allerdings schnell, wenn sie einmal freigesetzt wurden. Heilpflanzen verfügen über ein vielfältiges Sortiment an ätherischen Ölen, nicht selten sind über hundert Inhaltsstoffe an einem speziellen Duft beteiligt. Entsprechend unterschiedlich sind die damit verbundenen Eigenschaften. Die Palette reicht von antibiotischer Wirkung über desinfizierende Eigenschaften bis hin zur Stärkung des Immunsystems.

- *Bitterstoffe* findet man in vielen Heilpflanzen. Es handelt sich dabei unter anderem um Laktone, Alkaloide und Glykoside. Die meisten bitteren Heilpflanzen werden bei Magen-Darm-Beschwerden eingesetzt, dienen aber auch als Stärkungsmittel und helfen bei Blutarmut.

- *Flavonoide* sind ein Sammelbegriff für unterschiedlich wirkende, doch in der chemischen Grundstruktur gleiche, pflanzliche Wirkstoffe. Auch wenn Flavonoide in den meisten Pflanzen enthalten sind, so ist doch ihre individuelle Wirkung höchst unterschiedlich. Es gibt einige, die sich positiv auf das Herz-Kreislauf-System auswirken, andere haben wieder harntreibende oder schweißfördernde Eigenschaften. Manche sind leberschützend wie die der Mariendistel oder krampflösende wie die des Süßholzes.
- *Gerbstoffe* kommen ebenfalls in vielen Heilpflanzen vor und werden medizinisch wirkungsvoll bei Schleimhautentzündungen eingesetzt. Ihre zusammenziehende Wirkung ist segensreich, um kleinere Wunden schneller zu schließen und gereizte Schleimhäute zu beruhigen.
- *Saponine* sind entzündungshemmend, harntreibend und stoffwechselanregend. Ihre hervorragendste Eigenschaft ist allerdings das Lösen von zähem Schleim in den Bronchien. Im Magen-Darm-Bereich binden sie Fette und helfen deshalb bei Fettstoffwechselerkrankungen (Stichwort: Cholesterinspiegel). Da Saponine fetthaltige Zellen zerstören, helfen sie auch gegen Pilze sehr gut (sie sind fungizid).
- *Schleimstoffe* nennt man in der Pflanzenheilkunde kohlenhydrathaltige Stoffe, die mit Wasser aufquellen und eine

fadenziehende Flüssigkeit bilden. Sie werden bei Entzündungen im Rachen- und Kehlkopfbereich eingesetzt, andere wiederum dienen als Verdauungshilfe.

Blüten, Blätter, Wurzeln – was wird wie verwendet?

Wenn Sie sich die folgenden Rezepte anschauen, werden Sie feststellen, dass nicht alle Teile der Heilpflanzen verwendet werden. Das liegt daran, dass die segensreichen Wirkstoffe nicht in allen Bereichen gleichermaßen vorkommen und entsprechend konzentriert sind. In der Tat gibt es nur ganz wenige Heilpflanzen, die sozusagen mit Stumpf und Stiel, von der Blüte bis zur Wurzel verwendet werden. Bei vielen stecken die wirkungsvollen Inhaltsstoffe nur in den Blätter und Blüten, bei anderen konzentrieren sich diese in den Wurzeln oder der Rinde und schließlich gibt es auch solche, bei denen die Früchte oder Samen am heilsamsten sind. Je nachdem, welche Pflanzenteile verwendet werden und welche Heilwirkung erwünscht ist, variiert die Zubereitungsart. Im Wesentlichen unterscheidet man drei Herstellungsformen:

- den Aufguss
- die Abkochung
- den Kaltauszug

Der *Aufguss* ist die bekannteste und gebräuchlichste Form der Heilteezubereitung. Dabei gibt man die vorgeschriebene Menge – zumeist ein bis zwei Teelöffel – in ein Gefäß und überbrüht die Kräuter mit kochendem Wasser. Danach wird das

Ganze fünf bis zehn Minuten – je nach Anweisung – ziehen gelassen, bevor man den Tee abseiht. Bei manchen Pflanzenteilen darf nur mit heißem, also nicht kochendem Wasser, aufgegossen werden. Dann allerdings müssen die Tees länger ziehen. Das Aufgussverfahren wird überwiegend bei Blüten und Blättern verwendet.

Die *Abkochung* kommt überwiegend bei Wurzeln, Samen, Rinden und Kernen, also sehr harten Pflanzenteilen, zum Einsatz. Dabei mischt man Heilpflanzen mit kaltem Wasser und kocht beides zusammen auf. Der Topf sollte dabei geschlossen sein, die Kochzeit beträgt zumeist fünf Minuten. Danach muss der Tee noch nachziehen, bevor er abgegossen wird.

Der *Kaltauszug* wird verwendet, wenn hitzeempfindliche Inhaltsstoffe aus den Pflanzenteilen gelöst werden sollen. Für dieses Verfahren übergießt man die Pflanzenteile mit kaltem Wasser und lässt sie – je nach Rezept – sechs bis zwölf Stunden stehen. Manche Kaltauszüge müssen zwischendurch umgerührt werden. Nach der Ziehzeit wird der Tee abgeseiht und der Kaltauszug kurz erhitzt.

Heiltee, Gurgellösung, Spülung – welche Zubereitung wofür?

Zubereitungen aus Heilkräutern werden in den meisten Fällen als Tee eingesetzt und getrunken. Wenn, dann sollte man das stets schluckweise und langsam tun. Es ist wichtig, sich dabei immer an die Dosierungsanweisungen zu halten, weil es auch bei

natürlichen Mitteln zu einer Überdosierung und zu unliebsamen Nebenwirkungen kommen kann.

Heilkräuter, die wie oben beschrieben, als Tee zubereitet werden, dienen aber oft auch als Basis für Gurgellösungen, Spülungen, Bäder (Kapitel 3), Inhalationen (Kapitel 4) oder Umschläge (Kapitel 1).

Gurgellösungen und Spülungen sind in den meisten Fällen konzentrierter und eignen sich deshalb nicht zum Trinken. Gurgellösungen und Spülungen werden vorwiegend bei Mund-, Rachen- und Halsbeschwerden eingesetzt.

Heilkräuter

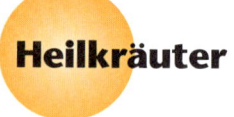

Heilkräuter sammeln oder kaufen?

Das ist in erster Linie eine Frage des persönlichen Geschmacks. Tatsache ist, dass die meisten Menschen sich heutzutage nicht mehr so gut mit den Pflanzen auskennen und auch viele Heilpflanzen aus unserem näheren Umfeld verschwunden sind. Andererseits werden fachkundige Führungen und Seminare angeboten, wo solches Wissen vermittelt wird und auch dem Laien gute Fundstellen gezeigt werden. Manche Heilpflanzen lassen sich im heimischen Garten anbauen oder gar im Balkonkasten ziehen. Damit verbunden ist natürlich die sachgerechte Ernte sowie die optimale Trocknung und Lagerung.

Einfach und sicher ist es deshalb, Heilkräuter zu kaufen. Es gibt sie in Apotheken und Kräuterfachgeschäften. In Bezug auf Qualität und Verarbeitung ist man da immer gut beraten. Dort kann man sich auch noch manchen guten Tipp holen

Die Grenzen der Eigenbehandlung

Tee, das klingt irgendwie harmlos und unverfänglich. Aber darüber sollte man nicht vergessen, dass es sich um durchaus wirksame Arzneimittel handelt, die mit gleicher Sorgfalt wie synthetische Medikamente angewendet werden müssen. Deshalb bedenken Sie Folgendes:

- Halten Sie sich strikt an die Dosierungsanweisungen, die Ihnen das Buch vorgibt. Bereiten Sie den Tee stets gewissenhaft und sorgfältig zu. Heiltees sind zwar Naturheilmittel, aber deshalb keineswegs harmlos.
- Risiken und Nebenwirkungen, die bei den jeweiligen Rezepten aufgeführt sind, sollten Sie unbedingt ernst nehmen. Zu den unerwünschen Reaktionen auf Heilkräuter gehören unter anderem auch Allergien.
  Am weitesten verbreitet ist die Korbblütlerallergie. Zu dieser Pflanzengruppe gehören unter anderem Arnika, Goldrute, Huflattich, Kamille, Löwenzahn, Mariendistel, Ringelblume, Schafgarbe, Sonnenblume und Wegwarte.
- Nicht alles, was die Natur bietet, ist heilend, manches ist bei falscher Anwendung sogar gefährlich. Es geht nicht nach dem Prinzip „viel hilft viel", sondern „nur die richtige Dosis kann helfen". Trinken Sie deshalb die Tees nicht

länger als notwendig. Außerdem erspart der Heiltee nicht den Besuch beim Arzt, wenn sich die Beschwerden längere Zeit nicht bessern.

- Schwangere sollten mit Heiltees etwas zurückhaltend sein. Auf keinen Fall dürfen harntreibende, abführende oder stark anregende Tees getrunken werden. Möchten Sie Kinder mit Heiltees behandeln, sollte vorab immer der Arzt befragt werden.

15 Heilkräuter für alle Fälle

Auf den folgenden Seiten stellen wir Ihnen 15 Heilpflanzen vor, die besonders vielfältig eingesetzt werden können. Sie bilden sozusagen die Grundausstattung einer kleinen Heilkräuterapotheke. Einige davon sollte man stets im Haus haben.

Die Teezubereitung beziehungsweise Rezepte für Gurgellösungen und Spülungen finden Sie jeweils direkt im Anschluss an die Pflanzenbeschreibung. Einen praktischen Überblick nach Anwendungsgebieten (= Indikationen) gegliedert finden Sie im Anhang dieses Buches.

Bitte beachten Sie deshalb unbedingt die empfohlenen Mengenangaben. Zur Orientierung sollen Ihnen folgende Hinweise dienen:

- Ein Teelöffel sollte immer glatt gestrichen bemessen sein.
- Esslöffel = etwa acht Gramm getrocknete Wurzel, knapp fünf Gramm getrocknete Blätter oder Blüten und fünf bis zehn Gramm Samen
- Messerspitze = ein Viertel Teelöffel
- Tasse = etwa 150 Milliliter

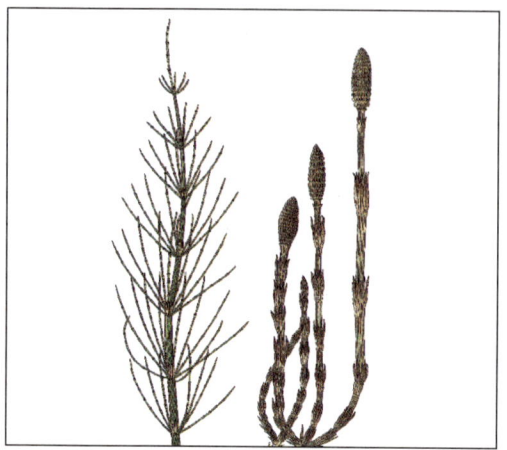

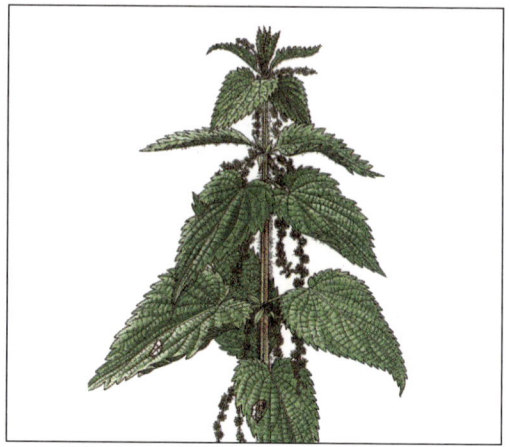

Ackerschachtelhalm

Inhaltsstoffe

Er ist reich an Flavonoiden, an Saponinen, Kieselsäure und Kalium.

Wirkung

Ackerschachtelhalm ist harntreibend, entwässernd und regt den Stoffwechsel an.

Anwendungsgebiete

Blasenentzündung und Nierensteine, zur Blutreinigung bei Hauterkrankungen.

Nebenwirkungen

Nicht bei eingeschränkter Nierenfunktion und Herzbeschwerden.

Ackerschachtelhalmtee

Übergießen Sie zwei Teelöffel geschnittenes Ackerschachtelhalmkraut mit 150 Milliliter kochendem Wasser und lassen Sie den Aufguss eine halbe Stunde ziehen. Abseihen und dreimal täglich trinken. Für eine Blutreinigung kurmäßig über drei Wochen anwenden.

Brennnessel

Inhaltsstoffe

Enthält Gerbstoffe, Flavonoide, Vitamine, Mineralstoffe, Ameisensäure und Histamin.

Wirkung

Brennnesselkraut ist harntreibend, blutreinigend, entwässernd und entgiftend, zudem wird die Verdauung angeregt.

Anwendungsgebiete

Prostatabeschwerden, Blasenentzündung, Stoffwechselanregung, Blutreinigung bei Hauterkrankungen, Entgiftung bei Rheuma und Gicht.

Nebenwirkungen

Allergische Reaktionen sind möglich.

Brennnesseltee

Ein Esslöffel fein geschnittene Wurzel wird zusammen mit 150 Milliliter Wasser fünf Minuten lang aufgekocht. Danach abseihen und jeweils eine Tasse morgens und abends schluckweise trinken.

Eibisch

Inhaltsstoffe

Die Wurzel ist reich an Schleimstoffen, enthält aber auch Flavonoide, Gerb- und Mineralstoffe.

Wirkung

Im Bereich der oberen Luftwege wirkt sie reizmildernd und entzündungshemmend, äußerlich angewendet hilft sie bei der Wundheilung.

Anwendungsgebiete

Eibischwurzel hilft bei Husten, Bronchitis und Halsschmerzen.

Eibischwurzelauszug

Einen Esslöffel von der fein geschnittenen Wurzel setzt man mit 150 Milliliter kaltem Wasser an. Ein bis zwei Stunden stehen lassen, gelegentlich umrühren. Danach abseihen, eventuell süßen und vor dem Trinken erwärmen.
Dreimal täglich eine Tasse frisch zubereiteten Auszug trinken.

Eibischwurzelgurgellösung

Kochen Sie einen Esslöffel der Wurzel mit 200 Milliliter Wasser auf. Zugedeckt etwa 15 Minuten köcheln lasen, dann abseihen. Mit dem lauwarmen Tee mehrmals täglich gurgeln.

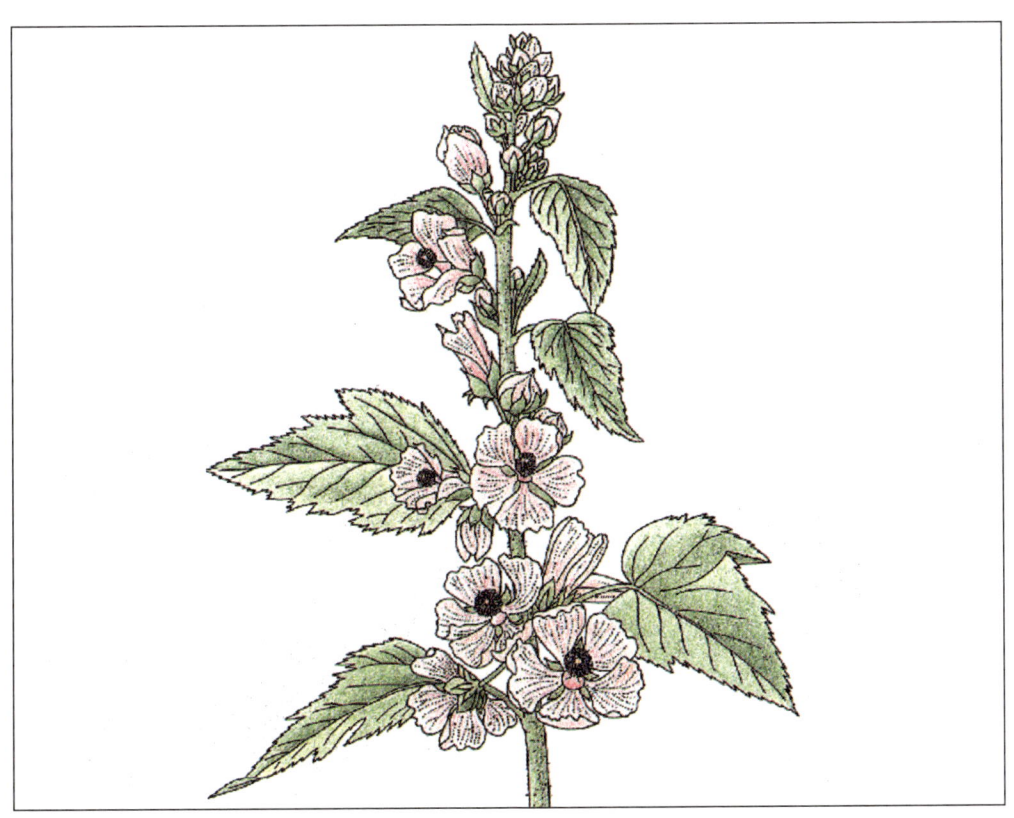

Fenchel

Inhaltsstoffe

Die Früchte haben einen sehr hohen Anteil an ätherischem Öl (bis zu sechs Prozent).

Wirkung

Fenchel wirkt entkrampfend und beruhigend, schleimlösend und blähungswidrig.

Anwendungsgebiete

Festsitzender Husten und Bronchitis, Blähungen und Magen-Darm-Krämpfe.

Nebenwirkungen

Allergische Reaktionen der Haut, der Atemwege und des Magen-Darm-Bereichs sind möglich.

Fencheltee

Ein Teelöffel zerstoßene Früchte werden mit 150 Milliliter kochendem Wasser aufgegossen – fünf bis zehn Minuten ziehen lassen. Nach dem Abseihen mit Honig süßen und einmal täglich trinken.

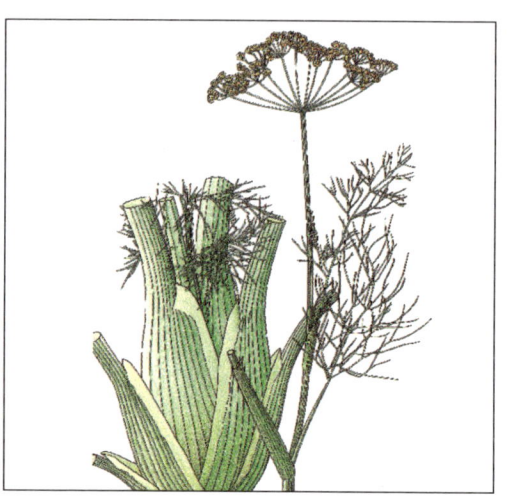

Holunder

Inhaltsstoffe

Die Blüten enthalten Flavonoide, Gerbstoffe, Glykoside und ätherische Öle.

Wirkung

Die Zubereitungen aus den Holunderblüten steigern die Abwehrkräfte und sind harn- und schweißtreibend, die Beeren wirken beruhigend und mild abführend.

Anwendungsgebiete

Stärkung des Immunsystems, Erkältungskrankheiten, insbesondere Schnupfen und Verdauungsbeschwerden, vor allem Verstopfung.

Holundertee

Auf etwa 250 Milliliter kochendes Wasser geben Sie einen gut gehäuften Teelöffel Holunderblüten.
Den Tee zehn Minuten ziehen lassen, dann abseihen. Bei Erkältungskrankheiten viermal täglich trinken.

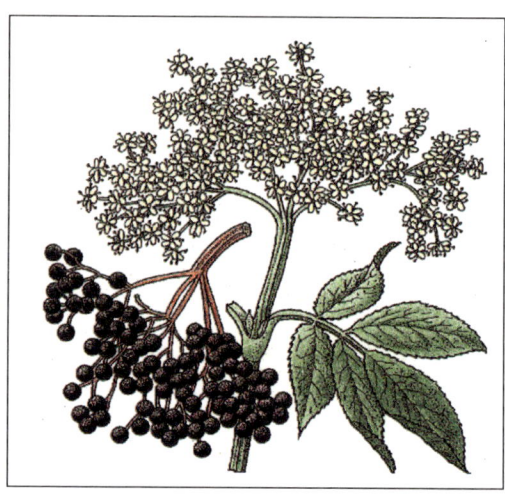

Außerdem ist folgende Anwendungsvariation sehr wohltuend: Einen Teelöffel Honig zugeben und parallel zu einem heißen Fußbad genießen.

Holunderbeerenauszug gegen Verstopfung

Über Nacht einen Teelöffel getrocknete Beeren in 150 Milliliter kaltem Wasser ansetzen und am nächsten Morgen alles zusammen aufkochen. Abkühlen lassen und dann abseihen. Morgens und abends eine Tasse trinken.

Kamille

Inhaltsstoffe

Die Blüten enthalten ätherische Öle, Flavonoide, Cumarine und Schleimstoffe.

Wirkung

Echte Kamille wirkt enzündungshemmend, antiseptisch, krampflösend und stimulierend auf das Immunsystem.

Anwendungsgebiete

Erkältungskrankheiten, Magen-Darm-Beschwerden, Unterleibsprobleme bei Frauen, äußerlich bei allen Erkrankungen der Haut.

Nebenwirkungen

Kaum jemandem ist bekannt, dass die Kamille bei längerer Anwendung, bei zu hoher Dosierung oder bei einer Allergie gegen Korbblütler, zu denen die Kamille gehört, massive Nebenwirkungen haben kann. Dazu gehören Husten, Schnupfen, Heiserkeit und Kopfschmerzen.

Kamillentee

Einen Esslöffel Kamillenblüten auf 150 Milliliter heißes Wasser geben und nach fünf Minuten abseihen. Bei Magen-Darm-Beschwerden dreimal täglich eine Tasse, bei Frauenleiden mehrmals täglich eine Tasse davon trinken.

Kamillenspülung bei Halsschmerzen

Mischen Sie je einen Teelöffel Kamillenblüten, Salbeiblätter und Bibernellewurzel. Die Kräuter übergießen Sie mit 250 Milliliter kochendem Wasser und lassen den Aufguss 15 Minuten lang ziehen. Alle zwei Stunden mit dem lauwarmen Tee gurgeln oder den Mundraum ausspülen.

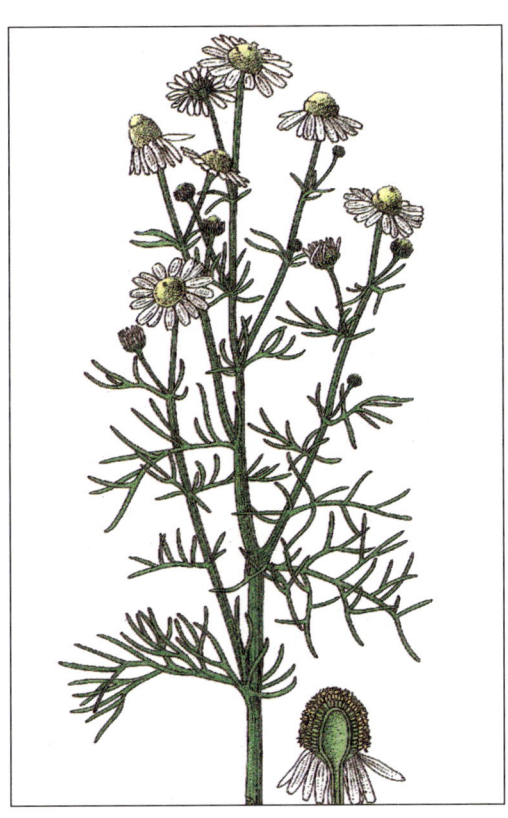

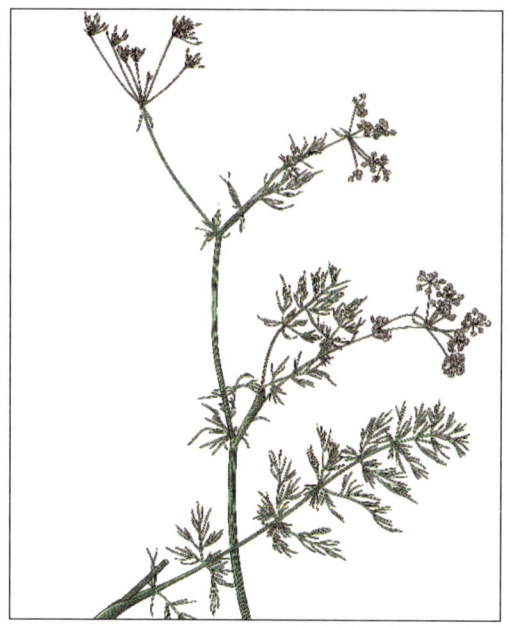

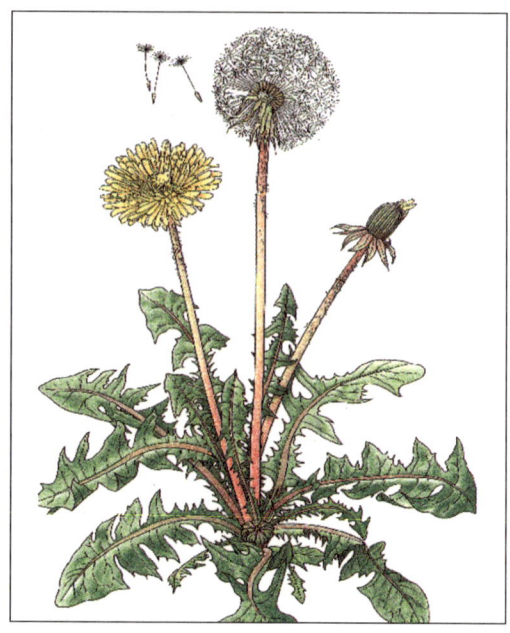

Kümmel

Inhaltsstoffe

Die Früchte sind reich an Flavonoiden, ätherischem Öl und Proteinen.

Wirkung

Kümmel ist entkrampfend und blähungswidrig, regt den Appetit an und beruhigt.

Anwendungsgebiete

Blähungen und Magen-Darm-Beschwerden; Menstruationsprobleme, vor allem solche, die mit Krämpfen verbunden sind.

Kümmeltee

Einen gehäuften Teelöffel zerstoßener Früchte übergießt man mit 150 Milliliter kochendem Wasser. Fünf bis zehn Minuten ziehen lassen, danach abseihen. Zweimal täglich eine Tasse davon trinken.

Löwenzahn

Inhaltsstoffe

Wurzeln und Kraut enthalten Bitter-, Schleim- und Gerbstoffe, außerdem Flavonoide und ätherisches Öl.

Wirkung

Löwenzahn unterstützt die Nierenfunktion und den Stoffwechsel, wirkt entgiftend und blutreinigend.

Anwendungsgebiete

Hilft zur Blutreinigung bei Rheuma und Gicht sowie bei Nieren- und Blasenentzündungen.

Nebenwirkungen

Nicht bei Darmverschluss oder eingeschränkter Leber- und Gallenblasenfunktion. Da Löwenzahn ein Korbblütler ist, kann es zu allergischen Reaktionen kommen. Magenempfindliche Menschen müssen unter Umständen mit Übelkeit und Erbrechen rechnen.

Löwenzahntee

Zwei Esslöffel der Wurzel und des Krauts werden mit 500 Milliliter kochendem Wasser überbrüht. Zehn Minuten ziehen lassen und dann mit 500 Milliliter Wasser zusätzlich verdünnen. Am besten trinkt man diese Mischung bei Blasen- und Nierenbeschwerden morgens auf nüchternen Magen. Bei Rheuma und Gicht empfiehlt sich eine Abkochung, bei der ein knapper Esslöffel Löwenzahn (Wurzel und Kraut) mit 150 Milliliter Wasser gemeinsam aufgekocht wird. Den Topf vom Herd nehmen, und das Ganze nochmals zehn Minuten ziehen lassen, danach abseihen. Je eine Tasse morgens und abends trinken.

Löwenzahn-Brennnessel-Tee

Bei Gicht empfiehlt sich eine Teemischung aus Löwenzahn und Brennnessel. Dazu mischen Sie 20 Gramm Löwenzahnkraut und -wurzel mit jeweils zehn Gramm Brennnesselblättern und Schachtelhalm. Außerdem kommen noch jeweils fünf Gramm Birkenblätter und Hagebuttenfrüchte mit in die Mischung.
Einen gehäuften Esslöffel der gemischten Zutaten übergießen Sie mit 250 Milliliter kochendem Wasser. Der Aufguss sollte etwa 15 Minuten lang ziehen und danach abgeseiht werden.

Malve

Inhaltsstoffe

Blätter und Blüten enthalten ätherisches Öl, Schleim- und Gerbstoffe sowie reichlich Vitamin C.

Wirkung

Sie sind reizlindernd und befeuchten die Schleimhäute der Luftwege; äußerlich angewendet, wirken sie beruhigend auf gereizte Haut.

Anwendungsgebiete

Erkältungskrankheiten, insbesondere Husten und Schnupfen, Stärkung der Abwehrkräfte, aber auch bei Hauterkrankungen (äußerliche Anwendung).

Übrigens

Die Malve wird oft mit den Hibiskusblüten verwechselt, diese nennt man nämlich auch „Rote Malve". Sie gehört zwar zur gleichen Pflanzenfamilie, schmeckt aber anders.

Malventee

Einen Esslöffel der Blüten und Blätter übergießen Sie mit 150 Milliliter heißem Wasser und lassen danach den Tee fünf Minuten ziehen. Morgens und abends je eine Tasse trinken.

Hautumschläge oder -spülungen

Für Hautumschläge oder -spülungen kocht man die Malvenblüten und -blätter (einen Esslöffel) zusammen mit einem Liter Wasser auf und lässt das Ganze zehn Minuten ziehen.

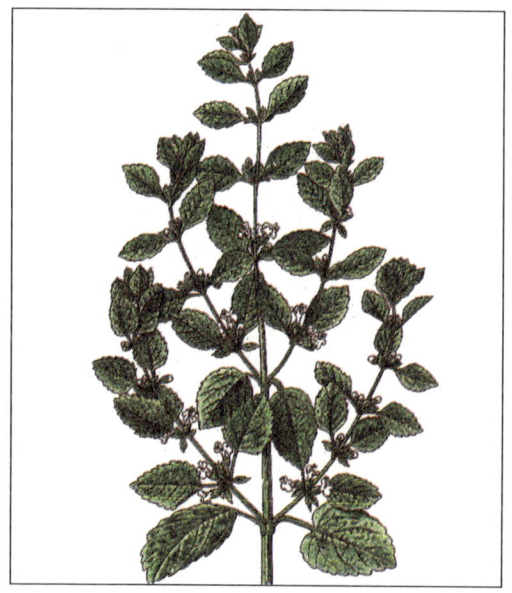
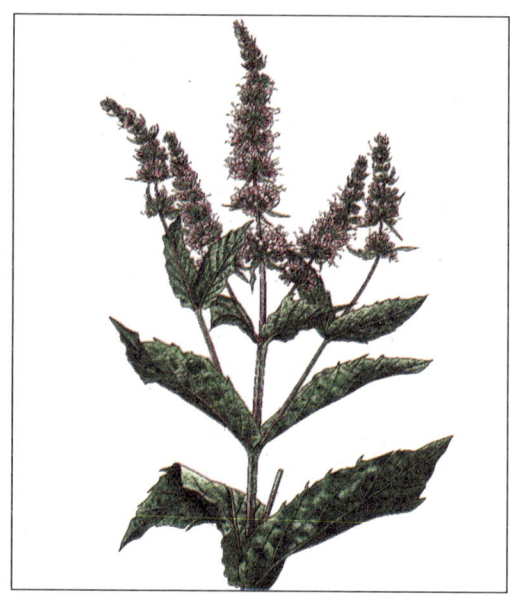

Melisse

Inhaltsstoffe

Die Blätter sind reich an ätherischem Öl, Bitter- und Gerbstoffen.

Wirkung

Im Vordergrund steht die beruhigende und ausgleichende Wirkung, sie sind auch entkrampfend und entblähend.

Anwendungsgebiete

Nervöse Herz- und Magenbeschwerden sowie Schlafstörungen.

Melissentee

Bei nervösen Herzbeschwerden übergießt man drei (ansonsten zwei) Teelöffel Melissenblätter mit 250 Milliliter (bzw. 150 Milliliter) kochendem Wasser. Zehn Minuten ziehen lassen, danach abseihen und dreimal täglich eine Tasse trinken.

Pfefferminze

Inhaltsstoffe

Die Blätter enthalten Gerbstoffe, Flavonoide, Triterpene und ätherische Öle.

Wirkung

Vor allem die ätherischen Öle wirken entkrampfend und desinfizierend, sie beruhigen und regen die Verdauung an.

Anwendungsgebiete

Pfefferminze ist ein Allroundmittel. Sie hilft bei Erkältung und Magen-Darm-Problemen, bei Übelkeit, Erbrechen, Schnupfen, Husten und Kopfschmerzen. Bewährt hat sich Pfefferminze auch bei Wechseljahrsbeschwerden.

Nebenwirkungen

Nicht bei Magen- und Zwölffingerdarmgeschwüren oder chronischer Gastritis verabreichen, nicht in hohen Dosen und über längere Zeit anwenden.

Pfefferminztee
Sie kochen ihn aus einem Esslöffel der Blätter, die mit 150 Milliliter kochendem Wasser übergossen werden. Fünf bis zehn Minuten ziehen lassen, dann abseihen. Bis zu vier Tassen pro Tag trinken.

Salbei

Inhaltsstoffe
Die Blätter enthalten Bitter- und Gerbstoffe, Flavonoide und ätherisches Öl.

Wirkung
Sie wirken antibakteriell, virushemmend und pilzabtötend, sind schweißhemmend und zusammenziehend.

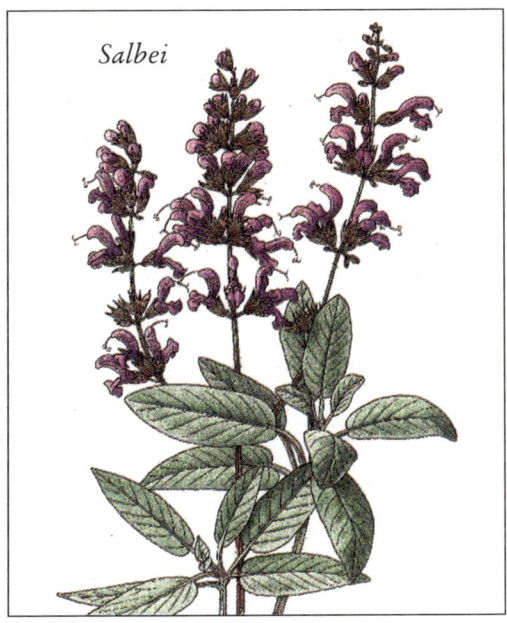

Salbei

Anwendungsgebiete
Infektionen und kleine Wunden im Mund und Rachenraum, bei Halsschmerzen und in den Wechseljahren.

Nebenwirkungen
Nicht zum regelmäßigen Gebrauch über einen längeren Zeitraum zu empfehlen.

Salbeitee
Einen halben Teelöffel davon übergießt man mit 150 Milliliter kochendem Wasser, zehn Minuten ziehen lassen. Zweimal täglich eine Tasse trinken.
Oder folgende Anwendungsmöglichkeiten: Bei Halsschmerzen mehrmals täglich gurgeln und bei Infektionen im Mund- und Rachenraum mehrmals täglich mit lauwarmem Tee spülen.

Süßholz

Inhaltsstoffe
Die Wurzel enthält Glykoside und Flavonoide.

Wirkung
Entzündungshemmend und entkrampfend, löst den Schleim bei Husten und erleichtert das Abhusten, außerdem hat Süßholz eine Schutzfunktion für die Magenschleimhäute.

Anwendungsgebiete
Bei den verschiedenen Erkältungskrankheiten, insbesondere verbunden mit festsitzendem Husten und Bronchitis, sowie bei Magen-Darm-Beschwerden, Verdauungsproblemen oder Magenschleimhautentzündung (Gastritis).

Nebenwirkungen

Bei längerer Anwendung kann es zu Kopfschmerzen und Schwindel kommen. Nicht angewendet werden darf Süßholz in der Schwangerschaft, bei Nierenerkrankungen, hohem Blutdruck und Kaliummangel.

Süßholzwurzeltee

Einen halben Teelöffel der klein geschnittenen Wurzel geben Sie in 150 Milliliter heißes Wasser und kochen beides zusammen zehn Minuten (bei Erkältungen fünf Minuten) lang. Dann abseihen und dreimal täglich eine Tasse trinken – bei Erkältungen zweimal täglich.

Thymian

Inhaltsstoffe

Er enthält ätherisches Öl, Flavonoide, Saponine, Gerb- und Bitterstoffe.

Wirkung

Das Kraut wirkt entkrampfend und desinfizierend, schleimlösend und entzündungshemmend.

Anwendungsgebiete

Erkältungskrankheiten, vor allem solche mit heftigem Husten, festsitzendem Schleim und krampfartigen Hustenanfällen sowie Halsschmerzen.

Thymiantee

Den Aufguss bereiten Sie aus einem Teelöffel des Krauts auf 250 Milliliter heißes Wasser. Fünf Minuten ziehen lassen und mehrmals täglich trinken.

tipp Für Kinder darf der Tee mit Honig gesüßt werden. Dann ist er auch für zarte Gaumen etwas besser zu vertragen.

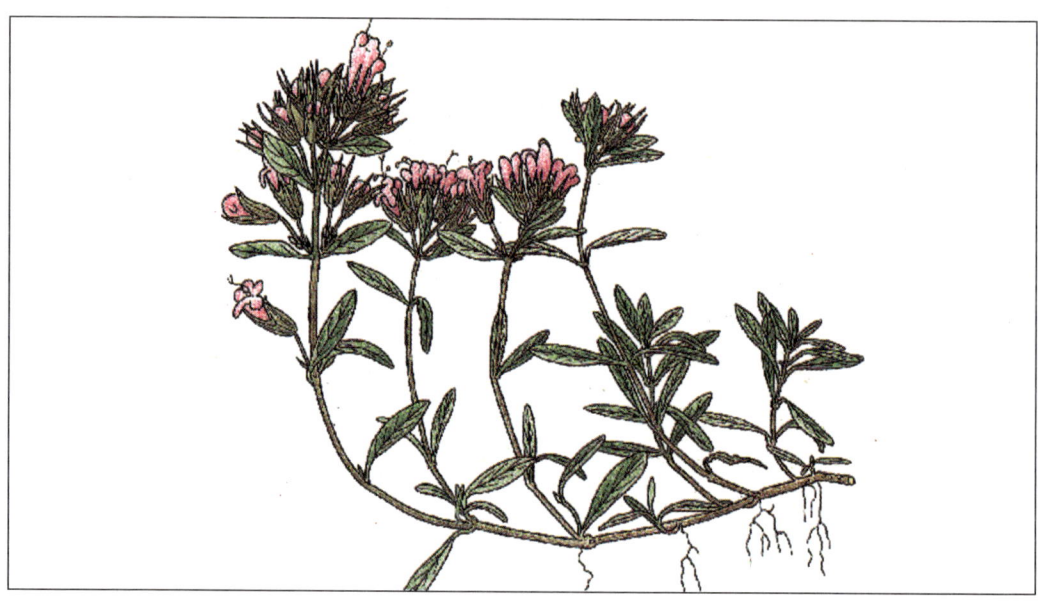

Weide

Inhaltsstoffe

Die Rinde enthält Glykoside, insbesondere Salizylsäure, Flavonoide und Gerbstoffe.

Wirkung

Die Wirkstoffe der Rinde sind fiebersenkend, schmerzlindernd und abschwellend.

Anwendungsgebiete

Bei Fieber, insbesondere in Folge von Erkältungskrankheiten, bei Kopfschmerzen und Schmerzzuständen bei Rheuma.

Nebenwirkungen

Nicht in der Schwangerschaft und nicht in höheren Dosen trinken, sonst wird der Magen gereizt.

Weidenrinden-Lindenblüten-Tee gegen Fieber

Je einen Teelöffel Weidenrinde und Lindenblüten mit 150 Milliliter heißem Wasser aufgießen und zehn Minuten ziehen lassen. Zwei- bis dreimal täglich – bevorzugt nach dem Essen – eine Tasse trinken. Bei Kopfschmerzen mischen Sie Weidenrinde mit Melisse.

Sechs unschlagbare Spezialisten

Es gibt Heilkräuter, die sind unglaublich vielseitig. Sie helfen gegen Erkältungskrankheiten ebenso wie bei Magen-Darm-Beschwerden und, äußerlich angewendet, tun sie auch noch der Haut gut. Aber nicht alle Pflanzen sind solche Allrounder, die meisten sind hochqualifizierte Spezialisten

– nicht selten war ihre Struktur der Wirkstoffe Vorbild für bewährte synthetische Medikamente.
Dafür gibt es viele Beispiele:

Salizylsäure

Sie wurde zuerst in den Blättern und Blüten von Mädesüß nachgewiesen. Auch die Weidenrinde beinhaltet diese einzigartige, schmerzlindernde Substanz.

Als Bestandteil des Aspirins trat dieser Naturwirkstoff seinen Siegeszug um die Welt an.

Atropin

Das ist eine hochgiftige Substanz, die aus der Tollkirsche stammt und auch in anderen Nachtschattengewächsen nachgewiesen wurde. In der Medizin wird dieser Stoff zur Krampflösung und Pupillenerweiterung (zum Beispiel bei Augenuntersuchungen) eingesetzt.

Chinin

Dieser Wirkstoff wird aus der Chinarinde extrahiert und gilt schon immer als fiebersenkendes Mittel, das gleichzeitig die Blutgerinnung hemmt. Heute wird diese Substanz immer noch bei Fieberzuständen eingesetzt und kommt nach wie vor bei der Malariatherapie zum Zuge.

Und diese Liste ließe sich beliebig fortsetzen, denkt man nur an das Morphin aus dem Schlafmohn, das Johanniskraut als natürliches Antidepressivum oder die beruhigende Wirkung des Baldrians.

Fast alles, was die pharmazeutische Industrie heute zum grundlegenden Standard erklärt hat, hat Verwandte in der Natur.

Oder anders ausgedrückt, die Natur hat alles zu bieten, was es in der Apotheke in Tablettenform zu kaufen gibt.

Aber natürlich gibt es da Unterschiede: Heilkräuter – die in ihrer ursprünglichen Form zubereitet und verabreicht werden – helfen nicht so schnell und so intensiv wie die synthetischen Pendants. Das soll aber nicht bedeuten, dass ihre Anwendung nicht unterstützend und langfristig sinnvoll wäre. Auf den folgenden Seiten sind einige der Spezialisten unter den Heilkräutern beschrieben.

Heidelbeere

Inhaltsstoffe

Es können Blätter und Beeren verwendet werden. Sie enthalten Flavonoide, Gerbstoffe, Glykoside, Vitamine und Mineralstoffe (insbesondere Chrom). Die Hauptwirkung geht jedoch vom Myrrhillin aus, das auch als pflanzliches „Insulin" bezeichnet wird.

Wirkung

Die getrockneten Beeren wirken zusammenziehend und desinfizierend, der blaue Farbstoff hemmt das Bakterienwachstum im Darm und entgiftet. Die Blätter sind blutzuckersenkend.

Anwendungsgebiete

Die Beeren kommen bei Magen-Darm-Infekten, Übelkeit, Erbrechen und Durchfall zum Einsatz. Einzigartig ist jedoch die Wirkung des Myrrhillins, das den Blutzuckerspiegel senkt und deshalb bei Diabetes mellitus eingesetzt wird.

Der Tee sollte nur nach ärztlicher Anweisung und unter Aufsicht angewendet werden, da bei Überdosierung Vergiftungsgefahr besteht. Außerdem nicht in der Schwangerschaft oder bei Nierenerkrankungen verwenden.

Heidelbeertee bei Magen-Darm-Beschwerden

Drei Esslöffel getrocknete (leicht zerquetschte) Beeren werden in 500 Milliliter Wasser gegeben und zehn Minuten lang aufgekocht. Abseihen und mehrmals täglich eine Tasse trinken.

Heidelbeerblättertee bei Diabetes mellitus

Einen Esslöffel davon überbrüht man mit 150 Milliliter kochendem Wasser – fünf Minuten ziehen lassen. Zwei bis drei Tassen täglich trinken.

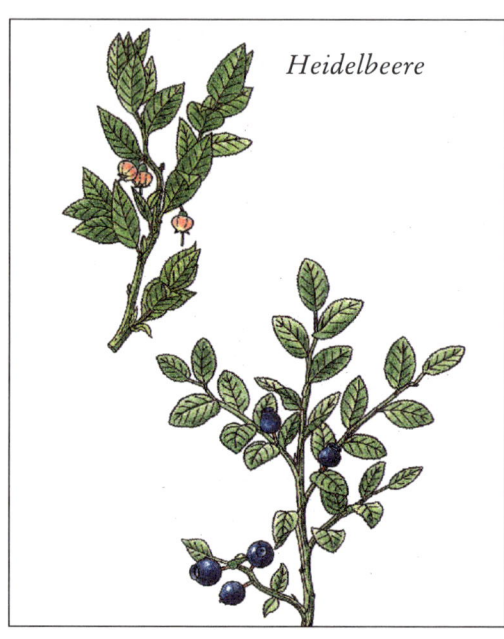

Heidelbeere

Johanniskraut

Es enthält ätherisches Öl, Flavonoide und Gerbstoffe. Als Besonderheit gilt der Wirkstoff Hypericin, der das Johanniskraut zum einzigen pflanzlichen Antidepressivum macht. Außerdem sind im Johanniskraut Spuren von antibiotisch wirkenden Substanzen zu finden.

Die stimmungsaufhellende und gleichzeitig beruhigende Wirkung steht im Vordergrund. Es ist angstlösend und nervenstärkend, als Ölauszug auch wundheilend.

Nervosität und Anspannung, psychosomatische Erkrankungen und leichte Depressionen, selbst über Wechseljahrbeschwer-

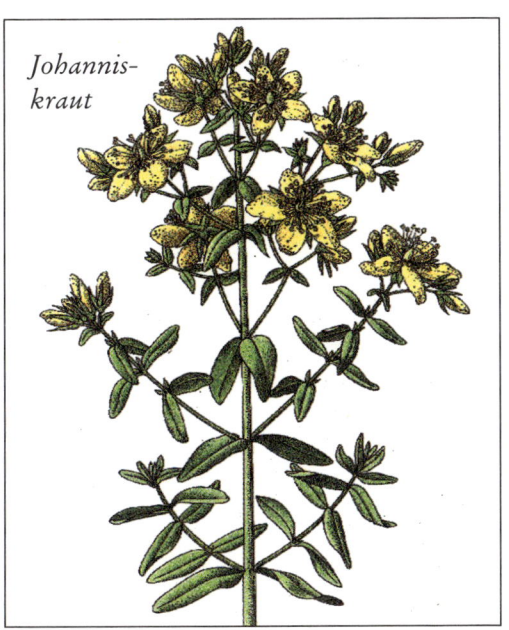

Johannis-kraut

den hilft Johanniskraut hinweg. Der Ölauszug trägt äußerlich angewendet zur Wundheilung bei.

Johanniskraut macht lichtempfindlich, es kann zu allergischen Hautreaktionen (Fotoallergie) kommen – das bedeutet, Sonnenbäder meiden.

Johanniskrauttee

Einen Esslöffel des Krauts übergießt man mit 150 Milliliter kochendem Wasser und lässt den Tee fünf bis acht Minuten ziehen. Morgens und abends eine Tasse davon trinken – kurmäßig über zwei bis drei Monate durchführen.

Mariendistel

Sie ist reich an Flavonoiden, Bitterstoffen und ätherischem Öl. Außerdem enthält sie Silymarin, eine Substanz, die die Leber schützt.

Die Mariendistel ist leberschützend und somit, neben der Artischocke, die einzige Pflanze, die eine solche Wirkung hat. Sie unterstützt die Entgiftung und Regeneration dieses wichtigen Organs.

Unterstützung und Entgiftung der Leber.

Die Mariendistel gehört zu den Korbblütlern – allergische Reaktionen sind möglich.

Mariendisteltee

Einen Esslöffel der Blätter übergießt man mit 250 Milliliter kochendem Wasser und lässt den Aufguss 15 Minuten lang ziehen. Dreimal täglich eine Tasse vor den Mahlzeiten, vor allem morgens vor dem Frühstück trinken. Eine Kur mit Mariendisteltee sollte vier Wochen dauern.

Mistel

Inhaltsstoffe

Neben Flavonoiden und Schleimstoffen enthält das Mistelkraut auch zwei besondere Substanzen: das Viscotoxin und das Mistellektin.

Wirkung

Die Wirkstoffe haben sich als blutdrucksenkend und herzstärkend erwiesen. Darüber hinaus wird das Immunsystem stimuliert und gestärkt.

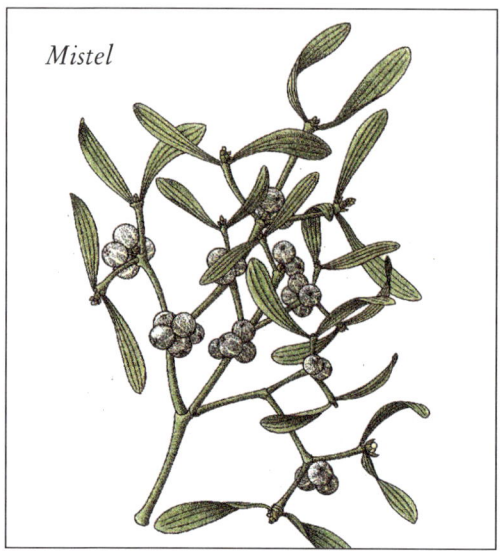

Mistel

Anwendungsgebiete

Hoher Blutdruck und ein schwaches Herz gelten seit jeher als klassische Einsatzgebiete der Mistel. Die Wirkstoffe beugen auch Arterienverkalkung vor und stärken die Immunabwehr.

Mistelauszug

Ein gehäufter Esslöffel des geschnittenen Krauts wird mit etwa 250 Milliliter kaltem Wasser angesetzt. Den Auszug über Nacht ziehen lassen.
Am nächsten Morgen seiht man den Kaltauszug ab, teilt ihn in zwei gleich große Portionen und trinkt eine davon morgens und die andere nachmittags.

Sennes

Inhaltsstoffe

Blätter und Früchte enthalten vor allem Glykoside.

Wirkung

Die Früchte sind verdauungsfördernd, die Blätter wirken abführend.

Anwendungsgebiet

Verstopfung.

Nebenwirkungen

Die Sennespräparate sollten bei Darmverschluss, akuten oder entzündlichen Darmerkrankungen, Bauchschmerzen, in der Schwangerschaft und Stillzeit nicht angewendet werden. Der Tee ist auch nichts für Kinder. Während der Anwendung kann es zu krampfartigen Magen-Darm-Beschwerden kommen.

Sennesblätterauszug

Setzen Sie einen Teelöffel der Blätter in 150 Milliliter kaltem Wasser an und lassen Sie sie (unter gelegentlichem Umrühren) 24 Stunden stehen. Danach aufkochen und abseihen; eine Tasse täglich trinken. Die Wirkung setzt nach etwa sechs bis neun Stunden ein.

Teufelskralle

Inhaltsstoffe

Die Wurzel der Teufelskralle hat einen extrem hohen Bitterstoffanteil, darüber hinaus enthält sie Glykoside.

Wirkung

Die Teufelskralle wirkt entzündungshemmend und schmerzlindernd, regt den Stoffwechsel an und senkt den Cholesterinspiegel. Außerdem wird der Gallefluss kräftig angeregt.

Anwendungsgebiete

Vor allem Rheuma und Arthrose, aber auch Gicht und Diabetes mellitus, ebenso bei hohem Cholesterinspiegel und Stoffwechselerkrankungen. Gut bei Magen-Darm-Beschwerden, Appetitlosigkeit und zur Umstimmung des Stoffwechsels (zum Beispiel bei Allergien) geeignet.

Teufelskrallenauszug

Für den Kaltauszug legt man einen Teelöffel klein geschnittene Wurzel in 150 Milliliter kaltes Wasser und lässt diesen Ansatz über Nacht ziehen. Mittags und abends eine Tasse davon lauwarm trinken. Eine Kur dauert vier Wochen.

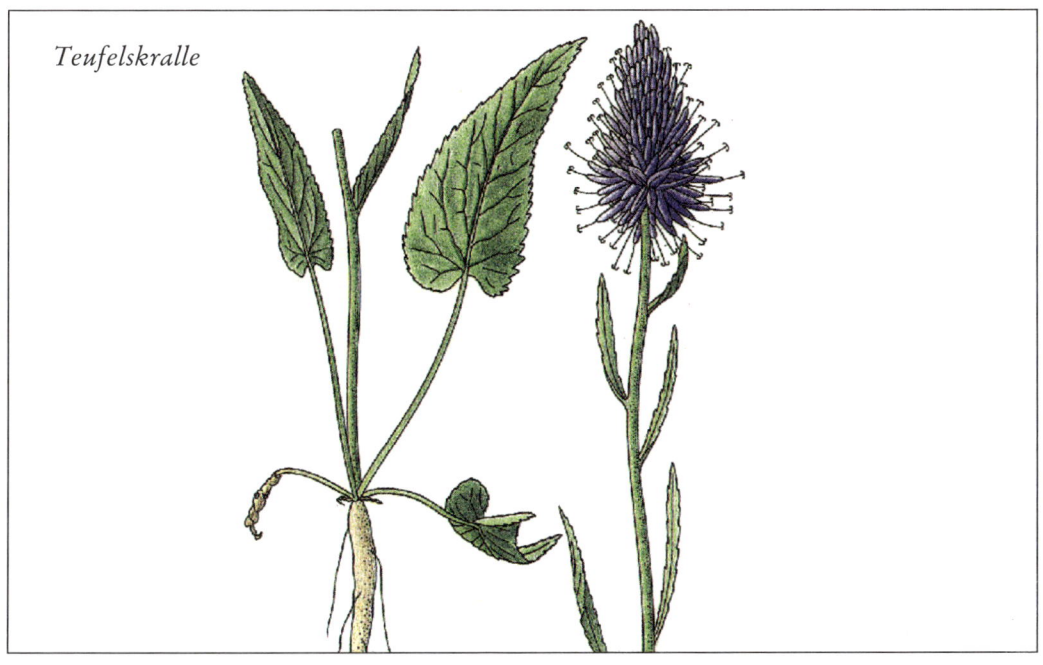

Teufelskralle

Drei Exoten, die es in sich haben

Andere Länder, andere Sitten und auch andere Heiltees. Viele Exoten haben sich hierzulande schon etabliert und werden gesundheitsfördernd genutzt.
Hier drei anerkannte Beispiele:

Grüner Hafer

Der grüne Hafer ist ein spezieller Hafer, der zur Zeit der Blüte geerntet und anschließend schonend getrocknet wird. So bleiben die wertvollen Inhaltsstoffe des Getreides erhalten.

Inhaltsstoffe

Er enthält Flavonoide, Saponine und vor allem Kieselsäure (Silikate). Da vor allem die Kieselsäure nicht ohne weiteres vom Organismus aufgenommen werden kann, sondern dafür „Hilfsstoffe" braucht, wird der grüne Hafer überwiegend in Teemischungen verwendet.

Wirkung

Probleme des Verdauungssystems haben Konsequenzen für den gesamten Organismus. Die Nahrung bleibt zu lange im Körper und die Ausscheidung dauert länger als gewöhnlich. Dadurch bleiben auch Abfallprodukte des Stoffwechsels im Körper zurück und sind an der Entstehung der unterschiedlichsten Erkrankungen beteiligt. Genau dort hilft der grüne Hafertee: Er fördert den Abtransport von Stoffwechselprodukten, regt die Verdauung an und aktiviert die Ausscheidung.

Anwendungsgebiete

Stoffwechselanregung bei Rheuma und Gicht, Herz-Kreislauf-Erkrankungen, nervöse Erschöpfung, Kopfschmerzen, Verdauungsstörungen (Verstopfung), zur Stärkung des Gesamtorganismus.

Grüner Hafer ist außerdem bei Alterserkrankungen und Atemwegserkrankungen segensreich und unterstützt auch bei der Nikotinentwöhnung.

Die Kieselsäureverbindungen im Grünen-Hafer-Tee gehen in den Urin über. Dort verhindern sie insbesondere die Kristallisation von Harnbestandteilen und beugen auf diese Art und Weise der Bildung von Harnsteinen vor.

Nebenwirkung

Nicht bei Ödemen und eingeschränkter Herz- oder Nierentätigkeit anwenden.

Grüner-Hafer-Tee gegen Husten

Mischen Sie zwei Esslöffel grünen Hafer und einen Esslöffel Johanniskraut, übergießen Sie die Kräuter mit einem Liter kochendem Wasser und lassen Sie den Aufguss zehn Minuten ziehen. Über den Tag verteilt trinken.

Grüner-Hafer-Tee gegen hohen Blutdruck

Mischen Sie 150 Gramm grünen Hafer mit 20 Gramm Brennnesselkraut, 20 Gramm Johanniskraut und 10 Gramm Bergfrauenmantel. Drei Esslöffel der Mischung werden mit einem Liter kochendem Wasser aufgegossen. Zehn Minuten zugedeckt ziehen lassen. Über den Tag verteilt trinken, als Kur über vier Wochen.

Grüner Tee

Er ist sozusagen der ursprüngliche, weil unfermentierte Teegenuss und besonders gesund.

Inhaltsstoffe

Im grünen Tee fanden Wissenschaftler bislang rund 300 (!) unterschiedliche Wirkstoffe. So ist er beispielsweise eine wahre Vitaminbombe, enthält zusätzlich auch noch Mineralstoffe und Spurenelemente. Er ist reich an Gerb- und Bitterstoffen, enthält ätherisches Öl ebenso wie Saponine und Flavonoide. Darüber hinaus birgt er eine Reihe seltener und einzigartiger Wirkstoffe wie das Theophyllin, Tannin und Catechine. Unter den Catechinen wiederum ist es das EGCG (Epigallocatechingallat), das den grünen Tee berühmt machte. Es ist ein anerkannter Antikrebswirkstoff, weil es das Tumorwachstum hemmt und die Metastasenbildung verhindert. Außerdem kann dieser Stoff Viren bekämpfen, das gilt für das Grippevirus ebenso wie für das AIDS-Virus.

Wirkung

Er ist nervenstärkend, stimmungsaufhellend und konzentrationsfördernd. Grüner Tee unterstützt den Kreislauf und die Atmung ebenso wie die Verdauung und den Stoffwechsel. Grüner Tee entwässert und entgiftet, ist aktiv gegen Bakterien, Viren und Pilze.

Anwendungsgebiete

Vom Kopfschmerz bis zum Fußpilz lässt sich mit grünen Tee so ziemlich alles therapieren. Grüner Tee ist gut gegen Kopfschmerzen, Konzentrationsstörungen, Nervosität, Verdauungs- und Stoffwechselprobleme, er bekämpft Erkältungskrankheiten, stärkt die Abwehrkräfte und beugt Nierenerkrankungen vor. Der Genuss dieses Tees ist bei Rheuma und Gelenkschmerzen ebenso empfehlenswert wie bei allen Infektionen, die durch Viren und Bakterien verursacht wurden.

Grüner Tee

Bereiten Sie grünen Tee mit einem knappen Teelöffel pro Tasse zu. Das Wasser sollte nicht kochen, sondern nur rund 75 Grad Celsius haben (nach dem Aufkochen fünf Minuten abkühlen lassen). Die Teeblätter übergießen und den ersten Aufguss nur 90 Sekunden ziehen lassen. Kreislaufempfindliche Menschen sollten den ersten Aufguss weggießen und den zweiten fünf Minuten ziehen lassen. Gute Grünteesorten können viermal aufgegossen werden.

Grünteespülung gegen Mund- und Zahnbeschwerden

Übergießen Sie drei Teelöffel grünen Tee mit 150 Milliliter heißem Wasser und lassen Sie den Aufguss fünf Minuten ziehen. Mischen Sie dann den Tee nach dem Abseihen mit dem Saft einer halben Zitrone. Damit spülen Sie den Mund mehrmals kräftig durch und spucken den Tee anschließend aus.

Grüner Verdauungstee

Zutaten:

1 l Wasser

3 TL Grüntee

1 TL Anissamen

2–4 TL Walnüsse, gehackt

Zubereitung

200 Milliliter Wasser zum Kochen bringen und damit die Anissamen überbrühen. Zugedeckt zehn Minuten ziehen lassen, dann abseihen. Währenddessen das restliche Wasser erhitzen, kurz abkühlen und dann damit die Teeblätter überbrühen – fünf Minuten ziehen lassen, dann abseihen. Anisaufguss und Tee mischen, in die Tasse einen Teelöffel Nüsse geben und die Tee-Anis-Mischung damit übergießen.

Grüner Tee plus

(zur Stärkung der Abwehrkräfte)

Zutaten:

600 ml Wasser

4 TL grüner Tee

4 TL Honig

1 Msp. Pfeffer, frisch gemahlen

1 TL Zimt und 2 Nelken

1 Msp. Kardamom, gemahlen

Zubereitung

Den Tee mit den Gewürzen mischen. Das Wasser aufkochen und fünf Minuten abkühlen lassen. Dann damit die Tee-Gewürz-Mischung übergießen und vier Minuten ziehen lassen – dann abseihen. Heiß, mit Honig gesüßt, trinken.

Lapacho

Der Lapachotee wird aus der Rinde des südamerikanischen, rotbraunen Lapachobaums gewonnen und ist auch als Inkatee bekannt.

Inhaltsstoffe

Wissenschaftliche Analysen zeigen einen extrem hohen Anteil an Mineralstoffen, besonders hoch ist die Konzentration von Kalzium (45 Gramm bei einem Kilogramm Tee), Eisen (250 Milligramm bei einem Kilogramm Tee) und Kalium (180 Milligramm bei einem Kilogramm Tee). Außerdem sind ätherisches Öl, Saponine, Bitter- und Gerbstoffe (der Anteil liegt bei über zehn Prozent) darin enthalten. Berühmt ist der Lapachotee aber für seinen Antikrebswirkstoff Lapachol.

Wirkung

Dem hohem Gerbstoffanteil verdankt der Lapachotee eine zusammenziehende Wirkung, die vor allem entzündliche Hauterkrankungen günstig beeinflusst. Außerdem wirkt er antibakteriell, pilzabtötend, entzündungshemmend und schmerzstillend. Lapacho entgiftet und entwässert, wirkt anregend und fiebersenkend. Darüber hinaus soll er tumorzerstörend wirken.

Anwendungsgebiete

Allergien, Ekzeme und andere entzündliche Hauterkrankungen, Arteriosklerose, Bluthochdruck, Diabetes mellitus, Rheuma und Arthritis können damit wirkungsvoll behandelt werden, ebenso Bronchitis, Pilzinfektionen und Nierenleiden. Bei Leukämie und anderen Krebsarten wird der Tee als Begleittherapie eingesetzt.

Lapachotee

Einen Teelöffel der Rinde auf einen Liter Wasser geben und zusammen fünf Minuten bei mäßiger Hitze kochen. Anschließend noch 20 Minuten bei geschlossenem Deckel ziehen lassen.

Dann abseihen und den Tee über den Tag verteilt trinken. Kurmäßig über vier Wochen anwenden.

Lapachogurgellösung

Einen konzentrierten Tee stellen Sie aus zwei Esslöffeln Rinde und einem halben Liter Wasser her. Beides zusammen fünf Minuten kochen und 20 Minuten anschließend ziehen lassen. Nach dem Abseihen zwei Esslöffel Kieselsäurebalsam (in der Apotheke erhältlich) zugeben und unterrühren. Mehrmals täglich gurgeln.

Nasenspülung mit Lapachotee

Geben Sie eine Messerspitze Meersalz in ein Glas (150 Milliliter) lauwarmen Lapachotee. Mit einer Pipette träufeln Sie sich etwas von dieser Mischung in beide Nasenlöcher. Den Kopf dabei in den Nacken legen, anschließend kräftig ausschnäuzen.

tipp Bei der Zubereitung Ihres Lapachotees sollten Sie unter keinen Umständen irgendwelche Aluminiumgefäße verwenden.

Bewährte Hausrezepte mit Salz

Salz ist ein wichtiger Zusatz in sehr vielen Gurgellösungen und Spülungen. Deshalb noch drei Rezepte, bei denen dieser Zusatzstoff im Mittelpunkt steht:

Nasenspülung mit Salz

Vemischen Sie einen Teelöffel Salz mit etwa 100 Milliliter warmem, zuvor abgekochtem, Wasser. Geben Sie etwas davon auf einen Esslöffel und ziehen Sie diese Flüssigkeit in das rechte Nasenloch (das linke dabei zuhalten).

Einige Momente die Salzlösung einwirken lassen, dann kräftig ausschnäuzen und das Gleiche mit dem anderen Nasenloch wiederholen.

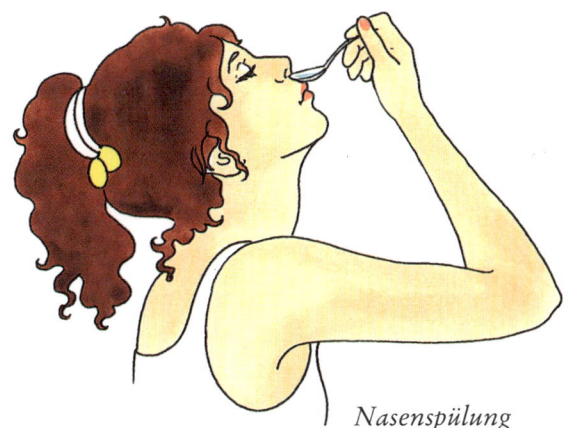

Nasenspülung

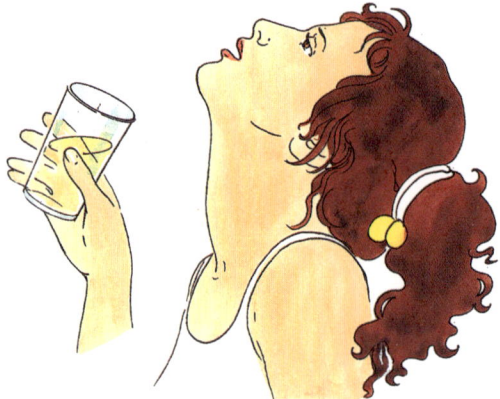

Gurgeln

Zitronen-Salz-Lösung

Mischen Sie den Saft einer Zitrone mit einem halben Teelöffel Meersalz und verrühren Sie diese Mischung mit 150 Milliliter warmem Wasser. Mit dieser Lösung drei bis viermal täglich gurgeln.

Malzessig-Salz-Lösung

Mischen Sie zwei Esslöffel Malzessig mit einem halben Teelöffel Salz und verrühren Sie diese Mischung mit 200 Milliliter warmem, zuvor abgekochtem, Wasser.
Mit dieser Lösung wird dann regelmäßig dreimal täglich gegurgelt.
Variation:
Alternativ zur Gurgellösung mit Malzessig kann man natürlich auch andere Obstessigsorten verwenden. Am hilfreichsten ist der Apfelessig.

Mundinfektionen

Die Ursache für Infektionen im Mundbereich sind höchst unterschiedlich. Oft sind Viren und Bakterien mit im Spiel, manchmal kann die Ursache auch eine Pilzinfektion sein. Bei unklaren Beschwerden sollte man stets den Arzt konsultieren. Akute Entzündungen behandelt man am besten mit Mundspülungen oder durch Gurgeln mit verschiedenen Heilkräutertees.

Spüllösungen bei Mundinfektionen

Heiltee	Wirkung
Kamillentee	entzündungshemmend
Ringelblumentee	schleimhautpflegend
Huflattichtee	reizlindernd
Pfefferminztee	kühlend
Salbeitee	zusammenziehend
Walnussblättertee	gerbend

Die Tees werden jeweils aus einem Esslöffel der entsprechenden Pflanzenteile mit 200 Milliliter heißem Wasser hergestellt.
Mit dem lauwarmen Tee mehrmals täglich den Mundraum spülen.

**Mundspülung mit Grüntee
und Pfefferminze**

Erhitzen Sie 500 Milliliter grünen Tee und übergießen Sie damit einen Esslöffel Pfefferminzblätter. Dieser Tee sollte zehn Minuten ziehen, dann seihen Sie die Pfefferminze ab. Mit der lauwarmen Teemischung spülen Sie mehrmals täglich den Mund.

Die Mundspülung mit Grüntee und Pfefferminze hilft bei Infektionen im Mundbereich, ist aber auch ein geeignetes Mittel zur Bekämpfung bei üblem Mundgeruch.

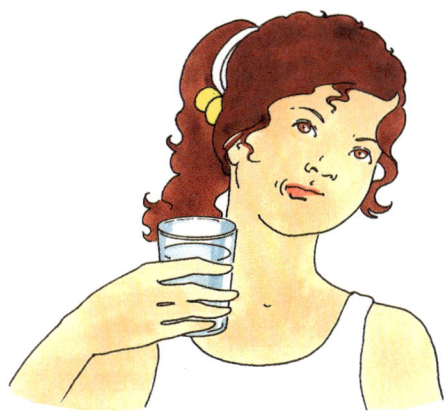

Mundspülung

Das entspannende Element: Element: Bäder, Güsse und Waschungen

Das Wasser als heilsames Element ist spätestens seit Pfarrer Sebastian Kneipp (1821–1897) medizinisch anerkannt. Er gilt als Erfinder der Wasserheilkunde. Bäder, Güsse und Waschungen sind bis zum heutigen Tag eng mit seinem Namen verknüpft.

Zur Heilkunde kam der junge Kneipp durch eigene leidvolle Erfahrung. Als er an Lungentuberkulose erkrankte und als unheilbar galt, las er ein Buch mit dem Titel „Von der Kraft und Wirkung des Wassers für den Menschen in gesunden und kranken Tagen". Die darin vom Leibarzt des polnischen Königs aufgestellte Theorie erschien ihm einleuchtend, denn eine Krankheit – so hieß es da – könne besiegt werden, wenn der Organismus seine eigenen Abwehrkräfte so steigert, dass diese in der Lage sind, die Krankheit „niederzuringen".

Durch den Wechsel von Kälte und Wärme gelang es Kneipp schließlich, die Krankheit zu besiegen, aber sein Leben lang forschte der Pfarrer „nebenberuflich" weiter, verfeinerte so seine Wassertherapie und veröffentlichte seine Erkenntnisse. Wer sich näher mit der Kneipp-Lehre beschäftigt, wird Erstaunliches feststellen. Nicht nur, dass sie effektiv und wirkungsvoll ist, sondern auch, dass es keineswegs mit ein bisschen Wasser allein getan ist. Zu den Kneipp'schen Grundregeln für ein gesundes Leben gehört ebenso eine gesunde, vollwertige Ernährung, körperliche Betätigung, ein geordneter Lebenswandel (Stichwort: „Ordnungstherapie"), sowie der gezielte Einsatz von Heilkräutern. Bei allem sind es jedoch die Wasseranwendungen, die Bäder, Güsse und Waschungen, die den entscheidenden Auslöser geben, um die körpereigenen Abwehrkräfte in Schwung zu bringen.

Bäder – Wonne in der Wanne

Bäder sind – im Vergleich zu anderen Wasseranwendungen – die einfachste Variante, dem Körper etwas Gutes zu tun. Man füllt Wasser in die Wanne und badet – fertig. Vollbäder, wie sie in der Fachsprache genannt werden, brauchen keine Technik und kein aufwendiges Zubehör. Trotzdem sind sie sehr wirkungsvoll und beeinflussen den gesamten Organismus. Das ist gut – das ist aber auch gefährlich, denn was den ganzen Körper beeinflusst, kann auch schaden. Viele Menschen, vor allem jene, die Herz-Kreislauf-Probleme haben, vertragen das Baden nicht. Aber das ist nicht so schlimm, denn Teilbäder, Waschungen und das Duschen, stellen gute Alternativen dar.

Folgende Vollbadvarianten gibt es:

Das warme Bad

Bei einem warmen Bad wird dem Körper Wärme zugeführt. Dadurch wird die Schweißproduktion angeregt und der Stoffwechsel aktiviert, sodass Schadstoffe besser ausgeschieden werden. Blutgefäße und Muskeln erschlaffen unter der wohligen Wärme, der Blutdruck sinkt und man fühlt sich angenehm schläfrig.

Die Wassertemperatur sollte optimal zwischen 37 und 39 Grad Celsius liegen, und das Bad kann zwischen 15 und 20 Minuten dauern.

Beim warmen Vollbad können sehr gut heilende Badezusätze verwendet werden, dadurch verkürzt sich die Badezeit um fünf bis zehn Minuten. Die wichtigsten Badezusätze und deren Wirkung erscheinen später in diesem Kapitel.

Das kalte Bad

Wer ein kaltes Bad nehmen will, der sollte vorher gut durchgewärmt sein. Sinn ist es dabei, den Stoffwechsel, den Kreislauf, das Nervensystem und die körpereigene Abwehr zu aktivieren. Bei kühlen Bädern liegt die Wassertemperatur bei etwa 12 bis 15 Grad Celsius und sie dauern selten länger als 5 bis 25 Sekunden. Der richtige Zeitpunkt für den Ausstieg ist immer dann, wenn einem kurzen heftigen Kälteschmerz eine langsame Erwärmung folgt.

Ansteigendes Bad

Das bringt den ganzen Organismus so richtig in Schwung: Die Badetemperatur liegt zu Beginn bei etwa 35 Grad Celsius, innerhalb von zehn Minuten erhöht man die Temperatur durch den Zulauf heißen Wassers auf 39 bis 41 Grad Celsius. Die Wirkung ist schweißtreibend und krampflösend. Nach etwa 15 bis 20 Minuten sollte das Bad beendet werden. Der richtige Zeitpunkt ist dann, wenn man einen besonders heftigen Schweißausbruch bekommt. Nach dem Bad kalt abduschen oder -waschen und dann nochmals für einen halbe Stunde ins warme Bett schlüpfen – das verstärkt die Wirkung.

Wechselwarmes Bad

Es gibt kaum eine bessere Möglichkeit die Immunkräfte zu stärken und die Blutgefäße zu trainieren. Da nur die wenigsten Menschen zwei Badewannen besitzen, werden hierbei Wanne und Dusche abwechselnd eingesetzt. In die Wanne kommt warmes Wasser (um 37 Grad Celsius), darin badet man drei bis fünf Minuten. Dann wechselt man unter die Dusche und braust sich 10 bis 20 Sekunden kalt ab. Nun wieder zurück in die Wanne, insgesamt dreimal wechseln.

Das Prinzip der warmen, kalten, ansteigenden und wechselwarmen Bäder taucht auch bei den Teilbädern wieder auf. Wie man sie macht und wozu sie gut sind, wird auf den folgenden Seiten erklärt. Die wichtigsten Teilbäder sind diese:

Das Armbad

Dafür brauchen Sie eine Wanne oder ein Waschbecken, das so groß ist, dass Sie beide Arme und Hände zusammen bis zu den Achseln ins Wasser eintauchen können.

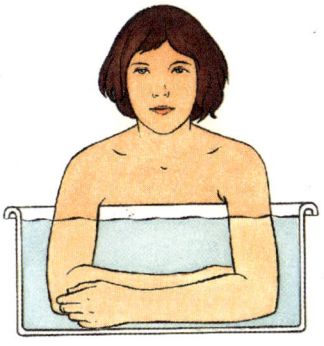

Kalte Armbäder

Kalte Armbäder regen die Durchblutung an, helfen bei nervösen (nicht organischen!) Herzbeschwerden, bei Entzündungen in Armen und Händen, bei Kopfschmerzen.

Temperatur

12 bis 15 Grad Celsius.

Dauer

Maximal 30 Sekunden, danach mit einem Handtuch trocken rubbeln.

Warme Armbäder

Warme Armbäder entlasten den Kreislauf bei Angina pectoris, helfen bei Krämpfen der Arme und Hände, bei schlecht heilenden Wunden sowie bei rheumatischen Beschwerden an Armen und Händen.

Temperatur

39 Grad Celsius.

Dauer

10 bis 20 Minuten.

Ansteigende Armbäder

Ansteigende Armbäder werden vor allem bei rheumatischen Beschwerden eingesetzt.

Temperatur

Beginnend bei 35 bis 36 Grad Celsius innerhalb 10 Minuten ansteigend auf 40 bis 41 Grad Celsius.

Dauer

15 bis 20 Minuten, bei starkem Schwitzen beenden, mit kaltem Armguss abschließen.

Das Augenbad

Es gibt spezielle Augenbadewannen, aber es genügt auch eine Schlüssel, die groß genug ist, damit das ganze Gesicht mit den Augen eintauchen kann. Unter Wasser müssen die Augen ab und zu für einige Zeit geöffnet werden. Das empfinden viele Menschen zwar als unangenehm, aber man gewöhnt sich daran.

Kalte Augenbäder

Kalte Augenbäder werden bei chronischen Lidentzündungen und Bindehautentzündungen durchgeführt. Etwa drei bis viermal pro Woche durchführen.

Temperatur

20 bis 25 Grad Celsius.

Dauer

Bis zu 90 Sekunden.

Warme Augenbäder

Warme Augenbäder werden bei akuten Augenentzündungen angewendet, sollten aber nur auf ärztlichen Rat und unter genauer Verordnung durchgeführt werden.

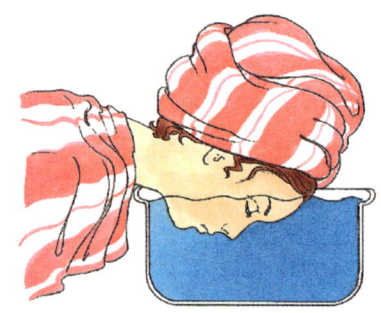

Das Fußbad

Das ist der Klassiker unter den Teilbädern und sehr effektiv. Unter „Fuß" versteht man übrigens das Bein bis hin zum Knie, deshalb braucht man auch ein Gefäß mit der nötigen Tiefe.

Wechselwarme Fußbäder

Wechselwarme Fußbäder helfen bei Durchblutungsstörungen der Beine, bei Blasen- und Nierenleiden sowie bei Beschwerden im Unterleib.

Für wechselwarme Fußbäder braucht man zwei hohe Gefäße, zum Beispiel Eimer, von denen einer mit warmem, der andere mit kaltem Wasser gefüllt ist. Der Temperaturwechsel wird dreimal hintereinander durchgeführt.

Temperatur

Warm = 38 Grad Celsius, kalt = 15 Grad Celsius.

Dauer

Zunächst warm = 3 Minuten, dann kalt = etwa 10 Sekunden.

Kalte Fußbäder

Kalte Fußbäder sind abhärtend und abwehrsteigernd, sie leiten das Blut aus dem Kopf ab und fördern den gesunden Schlaf. Sie wirken auch herzstärkend und abführend, sind also auch gut gegen Verstopfung.

Temperatur

15 bis 20 Grad Celsius.

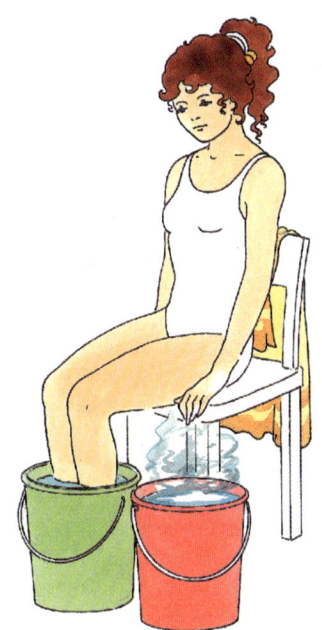

Dauer

Ein bis zwei Minuten, manchmal nur wenige Sekunden. Während des Bades Beine ständig hin- und herbewegen, anschließend trocken rubbeln.

Warme Fußbäder

Warme Fußbäder sind das beste Mittel gegen drohende Erkältungen und chronisch kalte Füße.

Temperatur

38 bis 39 Grad Celsius.

Dauer

15 Minuten.

Mögliche Zusätze

Kamille, Heublumen und Zinnkraut.

Ansteigende Fußbäder

Ansteigende Fußbäder entgiften den Körper, helfen bei Rheuma und Gicht in den Beinen und sind sehr hilfreich bei Erkältungskrankheiten, weil sie auch auf die Atmungsorgane wirken.

Temperatur

Zu Beginn ist das Wasser 36 Grad Celsius warm und wird innerhalb von zehn Minuten auf maximal 41 Grad Celsius erwärmt.

Dauer

15 Minuten, gut abtrocknen und 30 Minuten ausruhen.

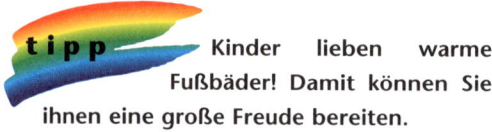 **t i p p** Kinder lieben warme Fußbäder! Damit können Sie ihnen eine große Freude bereiten.

Das Sitzbad

Bei dieser Variante des Teilbads wird nur der Unterleib gebadet. Die Wanne im Bad sollte so gefüllt sein, dass das Wasser nur bis zur Höhe der Nieren am Rücken und bis zur Hälfte der Oberschenkel reicht. Die Füße kann man währenddessen auf dem Wannenrand abstützen. Sitzbäder sind anstrengend, und nicht jeder verträgt sie gut. Bei Unbehagen sollte man es deshalb besser bleiben lassen.

Kalte Sitzbäder

Kalte Sitzbäder fördern die Durchblutung der Beckenorgane, sie helfen außerdem gegen Verstopfung, Blähungen, Hämorr-hoiden und allgemein gegen Magen-Darm-Beschwerden.

Temperatur

15 bis 20 Grad Celsius.

Dauer

5 bis 20 Sekunden, währenddessen sollten Sie sich stets bewegen und danach im Bett ausruhen.

Warme Sitzbäder

Warme Sitzbäder werden vor allem bei krampfartigen Schmerzen der Verdauungs-, Harnwegs- und Unterleibsorgane angewendet. Aber Menschen mit Herz-Kreislauf-Problemen vertragen diese Bäder sehr oft nicht so gut.

Den entspannenden Effekt bei Krämpfen kann man nur durch eine stetig ansteigende, also temperaturerhöhende, Variante erreichen.

Temperatur

38 bis 39 Grad Celsius.

Dauer

15 Minuten, danach wirkt eine Stunde Bettruhe Wunder.

Badezusätze – sinnvoll einsetzen

Die Temperatur des Wassers ist eine Sache, die Auswahl und der richtige Einsatz von Badezusätzen ist eine andere. Dadurch lässt sich die ganzheitliche Wirkung des Bades

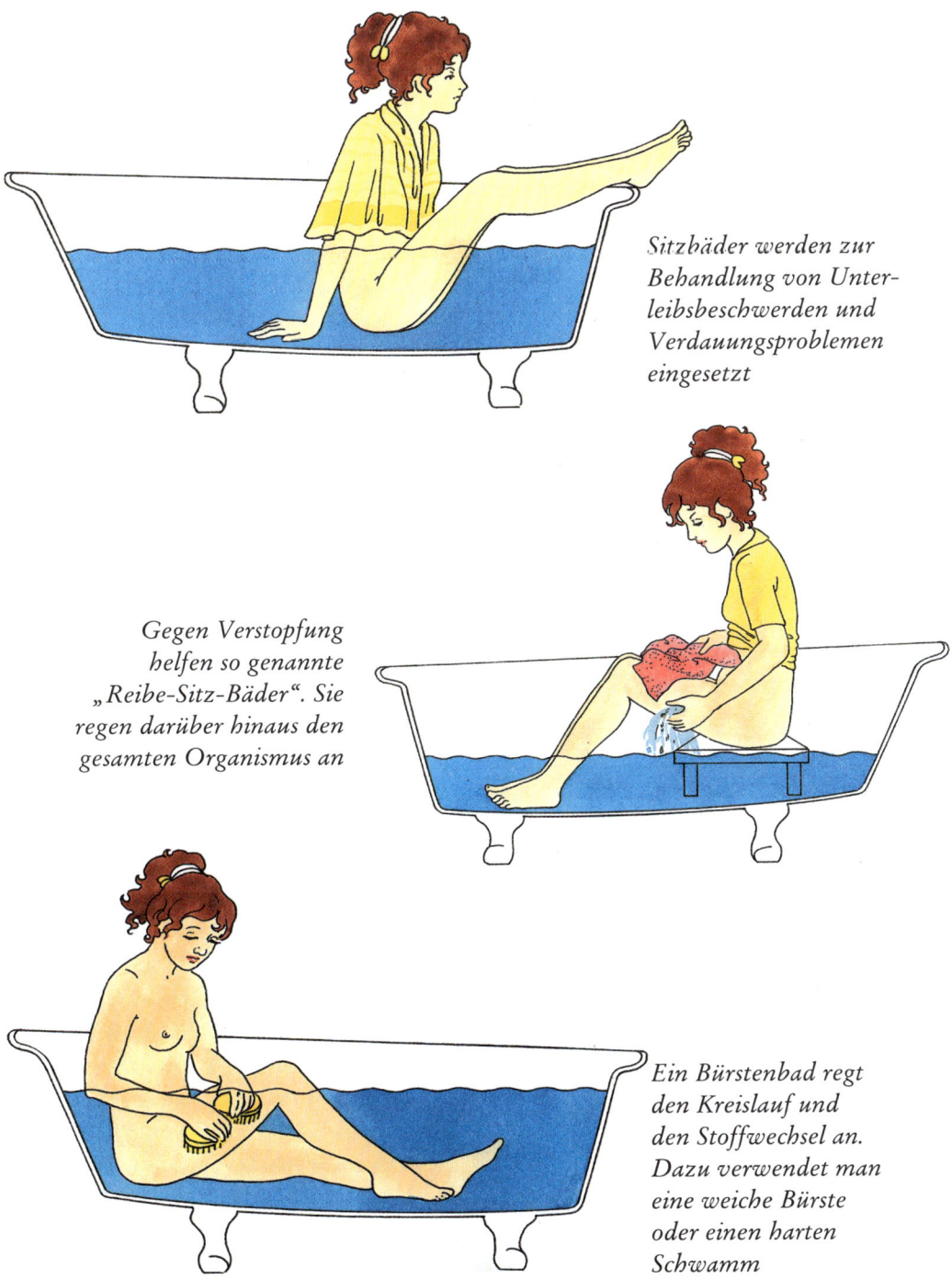

Sitzbäder werden zur
Behandlung von Unter-
leibsbeschwerden und
Verdauungsproblemen
eingesetzt

Gegen Verstopfung
helfen so genannte
„Reibe-Sitz-Bäder". Sie
regen darüber hinaus den
gesamten Organismus an

Ein Bürstenbad regt
den Kreislauf und
den Stoffwechsel an.
Dazu verwendet man
eine weiche Bürste
oder einen harten
Schwamm

Die Ausnahme – das Schwitzbad

Schwitzkuren kannten schon unsere Großeltern und sie sind bis heute ein probates Mittel, Infekte mittels Hitze zu vertreiben. Allerdings dürfen sie nicht bei Patienten mit hohem Blutdruck angewendet werden.

1. **Vorbereitung:** Man braucht dafür einen Liter heißen Lindenblüten- oder Holunderblütentee. Außerdem sollte eine warme Wolldecke, Bettzeug zum Wechseln und eine warme Bettdecke parat sein.
2. **Zubereitung:** Der Tee wird aus drei Teelöffeln Kräutern und 250 Milliliter kochendem Wasser zubereitet; nach zehn Minuten abseihen und mit Honig süßen.
3. **Anwendung:** Der Patient duscht entweder zwölf Minuten so warm wie möglich und trinkt dabei den Tee oder er nimmt ein warmes Vollbad. Danach geht er ins Bett, wo er 20 Minuten in Laken, Wolldecke und Bettzeug gehüllt wird. Nach dieser Zeit wird er ausgepackt, der Schweiß abgewaschen und die nasse Wäsche gewechselt. Danach nochmals ruhen.

Vorsicht: Niemals alleine und ohne Unterstützung anwenden, bei Kreislaufproblemen sofort abbrechen.

verstärken und auch ganz spezielle Beschwerden können damit erfolgreich therapiert werden.

Badezusätze kann man fertig kaufen; man muss dann nur genau die Zubereitungsanweisung befolgen. Aber man kann sie auch selbst herstellen, und das ist zumeist gar nicht so schwer. Man kocht dafür einen besonders starken Aufguss der jeweiligen Heilkräuter und gibt diesen zum Badewasser oder hängt ein Leinensäckchen mit (etwa 200 Gramm) Kräutern gefüllt unter den Wasserlauf und lässt es dort 15 Minuten ziehen, danach ausdrücken.

Andere Zusätze wiederum werden direkt ins Wasser gegeben. Man kann Badezusätze auch in Form von Extrakten und ätherischen Ölen zugeben (siehe ausführliche Tabelle Seite 70–71).

Spezielle Beschwerden

Spezielle Beschwerden erfordern manchmal eine ganz individuelle Behandlung.

Damit verbunden sind auch besondere Rezepte. Fünf Beispiele seien hier im Folgenden angeführt:

Prostatabeschwerden

Prostatabeschwerden lassen sich mit einer Kur aus Heublumen- und Zinnkrautbädern behandeln. Für das Heublumenbad übergießen Sie 500 Gramm Heublumen mit drei Liter kochendem Wasser, gemeinsam aufkochen und dann eine halbe Stunde ziehen lassen. Abseihen und ins warme Badewasser geben. Zweimal pro Woche im Wechsel mit Zinnkrautbädern (siehe Tabelle Seite 70–71) anwenden.

Lästigen Schnupfen

Lästigen Schnupfen kuriert man am besten in der Wanne. Für den Badezusatz mischen Sie 15 Gramm Eukalyptusblätter, 15 Gramm Fichtennadeln, 10 Gramm Pfefferminzblätter und 10 Gramm Thymianblätter. Diese Mischung mit einem Liter kochendem Wasser aufgießen und zehn Minuten ziehen lassen. Nach dem Abseihen ins Badewasser geben.

Scheideninfektionen

Scheideninfektionen können mit Sitzbädern behandelt werden, die als Zusatz Lapachotee enthalten.
Drei Esslöffel der Lapachorinde übergießen Sie mit einem Liter kochendem Wasser. Danach den Aufgauss auf 35 Grad Celsius abkühlen lassen, abseihen und ins Badewasser geben.

Neurodermitis

Bei Neurodermitis und anderen juckenden Hauterkrankungen, auch für Kinder, ist das Stiefmütterchenbad geeignet. Für Kinder gibt man zwei Esslöffel und für Erwachsene fünf Esslöffel des Krauts auf drei Liter Wasser; zusammen aufkochen und anschließend 15 Minuten ziehen lassen. Abseihen und ins Badewasser geben. Sechs bis acht Minuten lang darin baden.

Akne

Ein Zusatz aus 80 Gramm Bäckerhefe, einem Teelöffel Zucker und 125 Milliliter Milch hilft bei Akne und unreiner Haut. Zutaten verrühren und gären lassen, in das Badewasser einrühren, 15 Minuten baden.

Aus einem Guss – kalt macht gesund

Güsse, diese besondere Art der Wasseranwendung, sind eine „Erfindung" von Sebastian Kneipp. Früher wurden sie mit Gießkannen durchgeführt, heute benutzt man dazu die Handdusche. Der Wasserdruck sollte dabei so eingestellt sein, dass das Wasser bei senkrecht aufgestellten Duschkopf kräftig nach oben sprudelt. Bei Güssen besteht die Wirkung nämlich aus dem Wasserdruck, verbunden mit dem Kältereiz. Dafür muss der Duschkopf etwa fünf bis zehn Zentimeter vom Körper entfernt sein und die Körperteile müssen in der richtigen Reihenfolge und Richtung behandelt werden.

Kalte Güsse fördern die Abwehrkräfte und die Durchblutung, sie aktivieren den Stoffwechsel und lindern Entzündungen oder Schmerzen. Nach dem Guss wird das Wasser von der Haut abgestrichen und der Organismus durch etwas Gymnastik erwärmt. Alternativ kann die Haut auch mit einem groben Handtuch trocken gerubbelt werden. Zu Hause gut durchführbar sind die so genannten Teilgüsse.

Der Armguss

Dazu stellt man sich am besten in die Bade- oder Duschwanne. Der Wasserstrahl sollte folgendermaßen geführt werden:

- Vom rechten Handrücken an der Außenseite des rechten Arms aufwärts bis zur Schulter. Dort zehn Sekunden bleiben.

(Bitte lesen Sie auf Seite 73 weiter.)

Badezusätze – wohltuend, entspannend und gesund

Badezusatz	Wirkung	Anwendungsgebiete	Dosierung
Baldrian	beruhigend	Schlaflosigkeit, Nervosität	Aufguss: 100 g auf 1 l Wasser
Eichenrinde	zusammen- ziehend	Ekzeme, Hämorrhoiden, Schweißfüße und -hände	Abkochung: 1 kg Rinde mit 2 l Wasser
Eukalyptus	desinfizierend, schleimlösend	Erkältung, Schnupfen, Husten	10 Trpf. pro Wanne
Fichtennadeln	anregend, desinfizierend, durchblutungs- fördernd, befreit die Atemwege	Nervosität, Schlafstörun- gen, Muskelschmerzen, Rheuma, Erkältung	Abkochung: 2 kg Nadeln und Zapfen auf 2 l Wasser
Haferstroh	entzündungs- hemmend	chronische Hauterkran- kungen, Muskel- und Gelenkrheuma, Gicht	Abkochung: 1 Bündel Stroh $^1/_2$ Stunde in 5 l Wasser
Heublumen	stoffwechsel- anregend	Muskel- und Gelenk- rheuma, Hexenschuss, Ischias, Hauterkran- kungen, Erschöpfung	Abkochung: 500 g Heublumen auf 5 l Wasser
Kalmus	stoffwechsel- anregend, beruhigend	Erschöpfung, Nervosität, Stoffwechselerkrankungen	Abkochung: 4 EL der Wurzel auf 1 l Wasser
Kamille	entzündungs- hemmend, wundheilend, hautpflegend	Entzündungen, vor allem der Haut, Hämorrhoiden	Aufguss: 100 g Kamille auf 1 l Wasser
Kleie	juckreizlindernd, entzündungs- hemmend	Hautreizungen, Juckreiz unterschiedlicher Ursache, vor allem bei Allergien	1 kg Kleie in einem Stoffsäckchen in 5 l Wasser Kochen, den Sud ins Bade- wasser geben
Lavendel	entspannend, tonisierend, erfri- schend	Nervosität, Schlafstörun- gen, mild anregend bei Erschöpfung	Abkochung: 100 g Lavendel auf 1 l Wasser

Badezusatz	Wirkung	Anwendungsgebiete	Dosierung
Meersalz	stoffwechel-anregend, hautberuhigend	Rheuma, Allergien, Hauterkrankungen	2 bis 3 kg Meersalz je 100 l Badewasser
Melisse	beruhigend, entspannend	Nervosität, Schlafstörungen, Menstruationsbeschwerden, Krämpfe im Bauchbereich und Unterleib, nervöse Herz- und Verdauungsbeschwerden	Aufguss: 100 g Melisse auf 1 l Wasser
Orangen-blüten	ausgleichend, harmonisierend	Nervosität, Stress, Erschöpfung	15 Trpf. Extrakt ins Badewasser
Rosmarin	anregend, durchblutungs-fördernd, blutdrucksteigernd	niedriger Blutdruck, Herz- und Kreislaufbeschwerden, Rheuma, Verstauchung, Stoffwechselaktivierung	Aufguss: 50 g Rosmarin auf $1/2$ l Wasser Wichtig: Nie direkt vor dem Schlafengehen anwenden
Thymian	desinfizierend, krampflösend, schleimlösend	Erkältung, festsitzender Husten, Schnupfen, Bronchitis, Desinfektion der Haut und Schleimhäute bei Entzündungen (z. B. in Rachen und Mund)	Aufguss: 100 g Thymian auf 1 l Wasser oder: 15 Trpf. Extrakt
Wacholder	durchblutungs-fördernd	Rheuma, Verspannungen, Gicht, Ischias, Hauterkrankungen	Abkochung: 100 g Beeren auf 1 l Wasser Wichtig: Nie bei Nierenbeschwerden anwenden
Zinnkraut	zusammen-ziehend, die Wundheilung fördernd	Wundbehandlung, Verbrennungen, Hauterkrankungen, Rheuma, Gicht, Hämorrhoiden	Aufguss: 150 g Zinnkraut auf 5 l Wasser

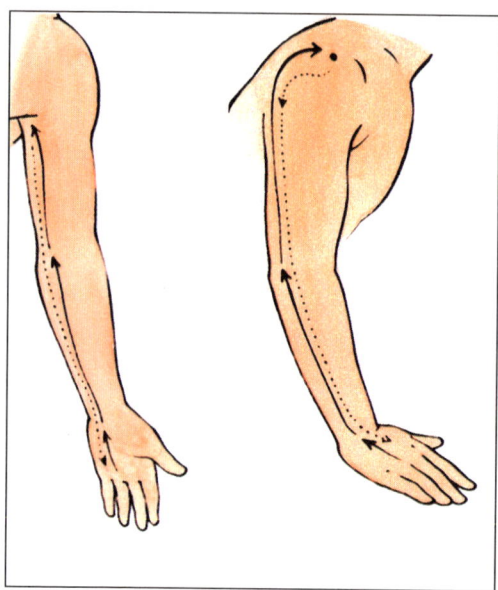

Beim Armguss kommt es auf die Richtung an. Folgen Sie den Pfeilen und der genauen Beschreibung

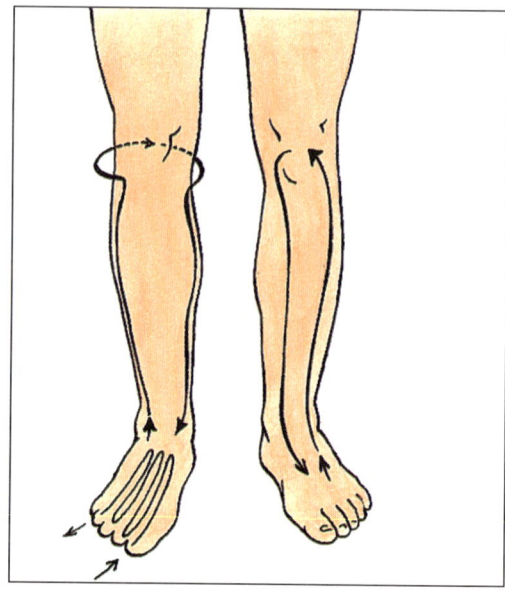

Den Knieguss kann man nicht alleine durchführen. Dafür braucht man einen Partner, der den Wasserstrahl lenkt

■ Dann den Wasserstrahl langsam über die Achselhöhle innen am Arm abwärts bis zur rechten Handinnenfläche führen.

■ Die rechte Seite wird zweimal behandelt, dann wechselt man zum linken Arm.

Armgüsse leiten das Blut aus dem Kopf ab und helfen deshalb bei Kopfschmerzen. Außerdem werden Atmung und Durchblutung sowie Herzfunktion und Stoffwechsel angeregt.

Der Knieguss

Er wirkt ähnlich einem kalten Fußbad. Man kann ihn alleine durchführen, besser ist es aber, wenn ein Partner zur Verfügung steht. Dabei verfährt man folgendermaßen:

■ Von rechten Fußrücken (bei den Zehen beginnend) geht es aufwärts zum Unterschenkel (dreimal vor und zurück) und dort an der Außenseite entlang bis zur Kniekehle – hier zehn Sekunden bleiben.

■ An der Innenseite des rechten Unterschenkels zurück zum Fuß. In gleicher Weise das linke Bein behandeln.

■ Dann wieder zurück zum rechten: Diesmal wird der Wasserstrahl vorne, innen am Schienbein entlang zur Kniescheibe

geführt – zehn Sekunden warten, dann an der Außenseite zurück zum Fuß führen.
- Das linke Bein in gleicher Weise behandeln.

Kniegüsse stärken das Immunsystem und regen die Durchblutung der Beine an, sie leiten das Blut aus dem Oberkörper – das tut bei Magen-, Darm- und Blasenleiden gut.

Der Schenkelguss

Bei dieser Anwendung brauchen Sie Unterstützung:
- Der Wasserstrahl wird vom rechten Fuß außen hinauf geführt. Etwa bei der Hälfte des Beins verweilt man zehn Sekunden und führt den Wasserstrahl dann weiter zur Leistengegend und innen am Bein zurück zum Fuß. Das linke Bein ebenso behandeln.
- Dann ist wieder das rechte Bein dran, diesmal geht es vom äußeren Fußknöchel entlang des Schienbeins bis zur Leistengegend und wieder zurück an der Innenseite bis zum inneren Fußknöchel. Das linke Bein ebenso behandeln.

Der Schenkelguss ist abhärtend und durchblutungsanregend. Er hilft auch bei Hexenschuss, Krampfadern, Ischiasschmerzen und Rheuma in den Beinen.

Kopfguss und Gesichtsguss

Wer diese sehr effektive Anwendung als unangenehm empfindet, sollte sie nicht durchführen.

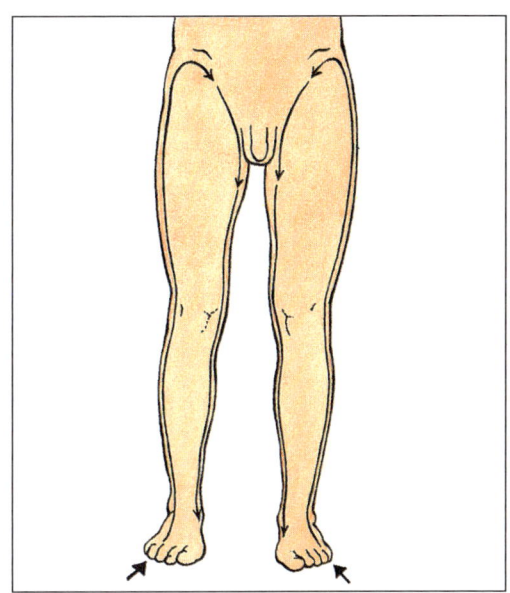

Schenkelguss

Ein Kopfguss geht folgendermaßen:
- Vom rechten Ohr aus führt man den Wasserstrahl in Kreisen über den Hinterkopf zum linken Ohr und weiter über die Stirn. Etwa in der Mitte werden die Kreise kleiner geführt und über den Scheitel geleitet. Am höchsten Punkt fünf Sekunden verharren.
- Dann das Ganze in umgekehrter Reihenfolge mit größer werdenden Kreisen zurück bis zum rechten Ohr durchführen.

Insgesamt dauert die Behandlung nicht mehr als 30 Sekunden, danach den Kopf gut abtrocknen.

Kopfgüsse helfen bei Migräne und Kopfschmerzen, bei Erkrankungen der Kopfhaut und bei Haarausfall. Sie verbessern die Durchblutung im Gehirn und ver-

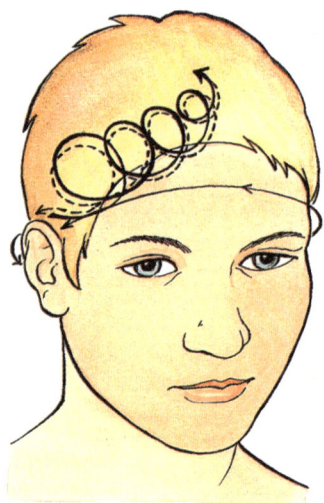

Kopfguss

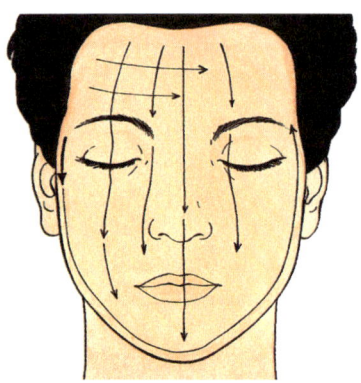

Gesichtsguss

mindern Schwindelgefühle und Kopfschmerzen.

Der Gesichtsguss regt die Durchblutung der Gesichtshaut an, hilft bei Kopfschmerzen, unreiner Haut und Zahnschmerzen. Und so wird's gemacht:

■ Man beginnt rechts unter der Schläfe. Von dort aus wird der Wasserstrahl nach unten zum Kinn, darüber hinweg und auf der linken Seite an der Schläfe hinaufgeführt.

■ Dann geht es in mehreren Querstrichen über die Stirn, anschließend über die Augenbrauen. Von dort aus wiederum zurück zum Kinn.

■ Zum Abschluss führen Sie den Wasserstrahl von der rechten Schläfe nach unten, links aufwärts und über die Stirn zur rechten Schläfe zurück. Dann nochmals das ganze Gesicht umkreisen.

Waschungen – das muss manchmal sein

Waschungen gehören zu den mildesten Behandlungweisen der Kneipp'schen Wassertherapie. Sie sind für jeden Menschen geeignet und werden überwiegend bei Kranken und alten Menschen eingesetzt. Sie regen den Stoffwechsel und die Durchblutung an, werden bei Kreislaufstörungen und Fieber eingesetzt. Nach der Waschung nicht abtrocknen, denn der dadurch entstehende Kältereiz intensiviert die Wirkung.

Bei Ganzkörperwaschungen wird folgendes Verfahren abgewendet:

■ Man mischt Wasser und Essig im Verhältnis 3 : 1 und feuchtet darin ein grobes Leinentuch an.

■ Beginnend am rechten Handrücken fährt man außen am Arm hinauf und innen zurück zur Hand.

■ Tuch erneut befeuchten und dann den Hals, die rechte Schulter und die zugehörige Rückenhälfte hinabstreichen

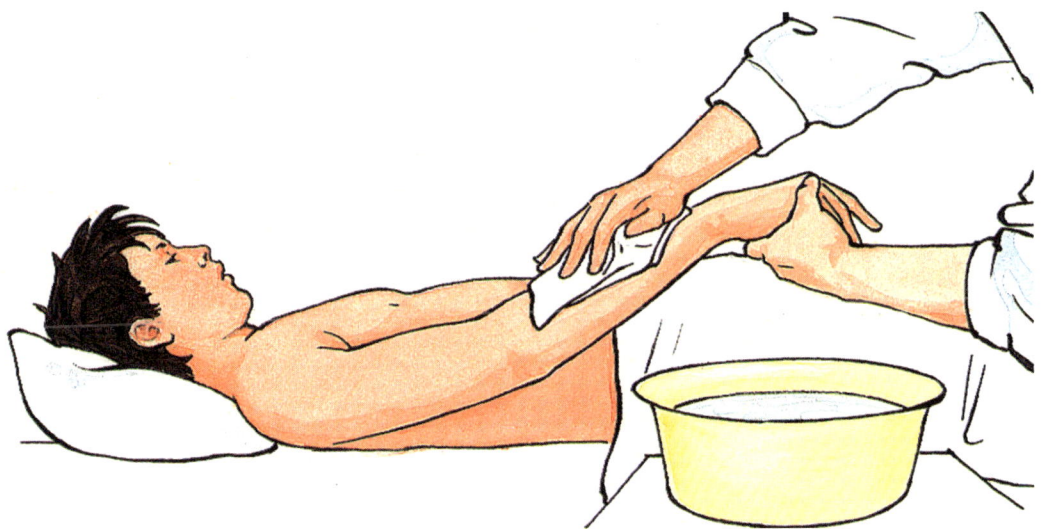

Abwaschung 1: Eine Abwaschung sollte stets am rechten Handgelenk beginnen. Von dort aus streicht man vorsichtig in Richtung Schulter. Werden die Arme behandelt, so stützt man die Hand des Patienten mit der eigenen Hand ab

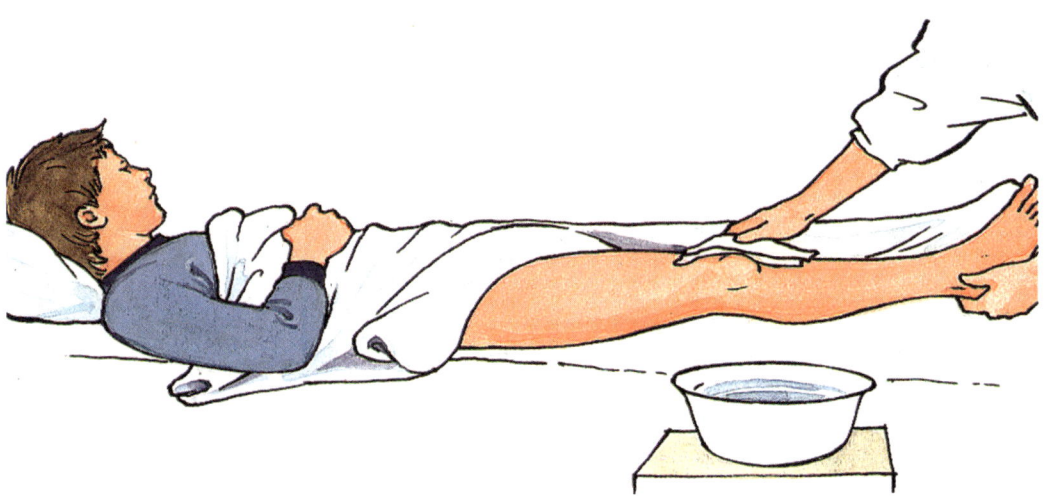

Abwaschung 2: In einigen Fällen ist es nicht notwendig oder möglich, den ganzen Körper abzuwaschen. Bei einer isolierten Unterkörperwaschung beispielsweise beginnt man beim rechten Fuß

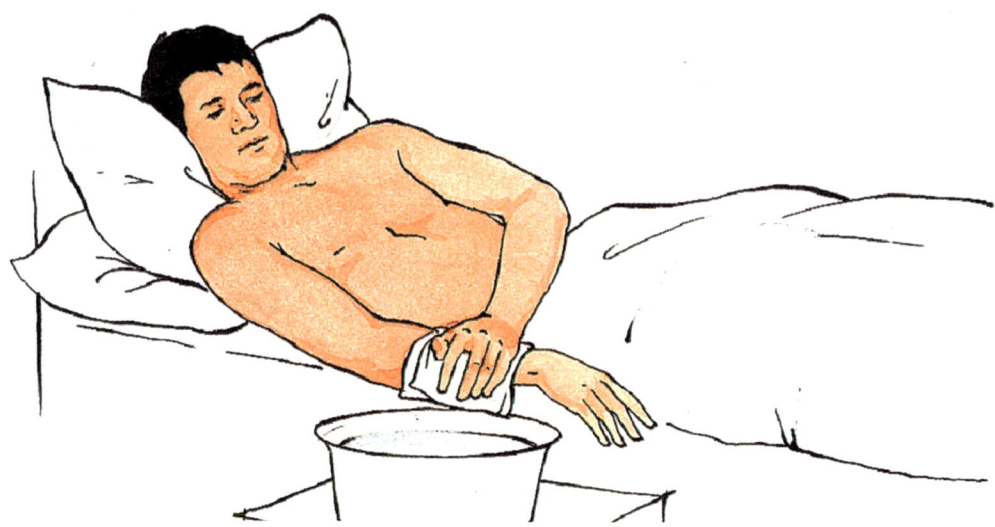

Abwaschung 3: Eine Abwaschung selbst durchzuführen ist schwierig. Wenn, dann kann man nur den Oberkörper auf diese Weise behandeln

bis zum Po – und weiter nach unten bis zum Fuß. Dann innen am Bein aufwärts über die rechte Bauch- und Brusthäfte bis zum Hals.

■ Tuch erneut befeuchten und wenden, dann die linke Körperhälfte in gleicher Weise waschen.

Bei Schlafstörungen sollte das Wasser nicht mit Essig, sondern mit einigen Tropfen Lavendelöl gemischt werden.

Sinnvoll und nützlich sind Waschungen auch bei Infektionen und Reizungen im Genitalbereich.

Waschungen bei Infektionen und Reizungen im Genitalbereich

Für diesen Fall stellt man einen Aufguss aus einem Esslöffel der Teemischung (15 Gramm Kamille, 5 Gramm weiße Taubnessel, 5 Gramm Frauenmantel und 5 Gramm Thymian) und einem Liter Wasser her. Zehn Minuten ziehen lassen, abseihen und abkühlen lassen. Danach den Intimbereich damit waschen.

Gegen Akne sind Waschungen, beispielsweise mit einem Augentrostaufguss, ebenfalls ein probates Mittel.

Waschungen gegen Akne

Stellen Sie einen Augentrostaufguss aus einem Esslöffel des Krauts und 250 Milliliter Wasser her, lassen ihn zehn Minuten ziehen, dann abseihen. Morgens und abends die betroffenen Hautpartien damit abwaschen.

Bei Schnupfen und Nebenhöhlenentzündung, vor allem bei chronischen Verlaufsformen, helfen regelmäßige Waschungen mit Salzwasser.

Waschungen mit Salzwasser

Dazu in lauwarmem Wasser (ein Liter bei 34 Grad Celsius) einen Esslöffel Salz auflösen. Damit jeden Morgen das Gesicht, die Arme (von den Handflächen zum Körper hin), die Brust und den Rücken, sowie die Beine (von unten nach oben) rasch abwaschen und anschließend gleich trocken tupfen.

Duschen – die schnelle Alternative

Das Duschen ist heute eine gute Alternative zum Vollbad geworden. Es geht schneller und scheint hygienischer. Medizinisch betrachtet sind Duschen ähnlich der Anwendung von Kneipp'schen Güssen, wobei jedoch zumeist der gesamte Körper behandelt wird. Der gesunde Effekt kommt beim Duschen von der Temperatur und natürlich auch vom Wasserdruck. Folgende Möglichkeiten gibt es:

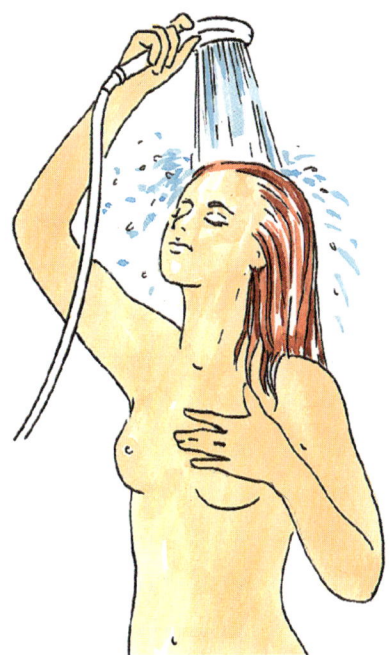

Duschen

- **Kalte Duschen** dienen der Abhärtung und regen die Durchblutung an. Sie sollte jedoch nie länger als 20 bis 30 Sekunden dauern. Anschließend gut trocken rubbeln.
- **Warme Duschen** werden bei einer Temperatur von 38 bis 41 Grad Celsius durchgeführt und sollten etwa fünf bis zehn Minuten dauern. Dadurch wird der Stoffwechsel angeregt, der Blutdruck gesenkt und der Körper entspannt.
- **Wechselwarme Duschen** beginnen immer warm (um die 40 Grad Celsius), nach drei Minuten stellt man auf kaltes Wasser um – zehn Sekunden lang. Anschließend wieder zu warm wechseln, insgesamt dreimal. Die Behandlung endet mit kalt. Das bringt den Kreislauf in Schwung und mobilisiert die Abwehrkräfte.

Die wohltuenden Düfte: Öle, Inhalationen und Dampfbäder

Lehnen Sie sich entspannt zurück und denken Sie an den erfrischenden Duft einer frisch gemähten Wiese. Schließen Sie die Augen und genießen Sie den Geruch von frisch gemahlenem Kaffee. Schon beim bloßen Gedanken an wohlige Gerüche entspannt die Seele und der Körper schaltet auf Genuss. Unser Geruchssinn ist der am meisten unterschätzte der fünf Sinne. Die Fähigkeit des Riechens spielt für uns Menschen, im Vergleich zu Hören, Sehen, Schmecken und Fühlen, eine eher untergeordnete, weil unterdrückte Rolle. Der Geruchssinn gilt im Allgemeinen als niederer Sinn. Das Riechen hat jedoch einen oft unterbewussten, aber dennoch starken Einfluss auf unsere Stimmungen und Erinnerungen.

Sicher haben Sie auch schon einmal erlebt, wie ein bestimmter Geruch in Ihnen einen ganzen Film von Erinnerungen ausgelöst hat. So erinnert Sie vielleicht der Duft von frisch gebackenem Apfelkuchen an Ihre Großmutter und die Ferien auf dem Lande. Mit dem Geruch verbindet sich eine positive Einstellung, der Körper entspannt sich, während der Geist noch in Erinnerungen schwelgt.

In jüngster Zeit wurde die Bedeutung des Geruchssinns wieder entdeckt. Die Heilkraft der Düfte hat durch die Aromatherapie neue Bedeutung gewonnen. Ansprechend designte Duftlämpchen, Aromakerzen und blumige Potpourris sind im Trend. Nun ist es aber keineswegs so, dass man mit Düften allein jede Anspannung oder gar Beschwerden einfach „wegriechen" kann. Aber, je nach Anwendungsweise, können andere natürliche Heilverfahren sinnvoll unterstützt werden.

Ätherische Öle – heilsame Düfte

Als ätherische Öle bezeichnet man stark riechende Pflanzenstoffe, die nicht in den Pflanzenstoffwechsel zurückkehren, sondern sich nach dem Freisetzen verflüchtigen. Fast alle Pflanzen haben ihre eigenen ätherischen Öle, denn sie dienen ihnen als Lockstoff für Insekten zur Bestäubung, aber auch zur Abwehr von Bakterien, Pilzen und Parasiten. Der Anteil der ätherischen Öle in Pflanzen schwanken zwischen 0,01 und 10 Prozent. Manche Pflanzen verbreiten diesen Stoff nur zu bestimmten Jahreszeiten, bei anderen wird er durch Berührung freigesetzt. Zerreiben Sie einmal die Blätter von Rosmarin, Thymian oder Salbei und Sie spüren die wohligen Gerüche, die dann verströmt werden.

Ätherische Öle setzen sich aus vielen verschiedenen Wirkstoffen zusammen; manchmal sind es bis zu hundert einzelne Substanzen, die an einem Duft beteiligt sind. Entsprechend vielfältig sind die damit verbundenen Wirkungen. Am häufigsten trifft man auf desinfizierende, das Immunsystem stimulierende und antibiotische Eigenschaften. Darüber hinaus gibt es zahlreiche Spezialisten, die besonders heilsam auf bestimmte Organe wirken. Im Mund und Rachen ist es der Salbei, der kranken Lunge und den Bronchien hilft der Thymian, auf Nieren und Blasen wirkt Wacholder, im Darm sind Kümmel, Fenchel und Wermut aktiv.

Es gibt unterschiedliche Möglichkeiten sich durch Selbstbehandlung diese wertvollen Pflanzenwirkstoffe zu Nutze zu machen. Eine ist die Herstellung von Heiltees (Kapitel 2), eine andere die Verwendung als Badezusatz (Kapitel 3).

Im Rahmen der Aromatherapie kennt man aber auch noch andere Anwendungsmöglichkeiten, nämlich die Einreibung und die Inhalation (seltener auch die Einnahme), um die es in diesem Kapitel geht.

Aromatherapie: Wohlgeruch für mehr Gesundheit

Die Aromatherapie arbeitet mit dem gezielten Einsatz von ätherischen Ölen, um Gesundheit zu erhalten und Wohlbefinden zu erzeugen. Dafür greift man auf ein Repertoire aus etwa 200 ätherischen Ölen zurück, die überwiegend durch Einreibung auf die Haut oder durch Inhalation ihre Wirkung entfalten.

Verwendet man ätherische Öle zum Einreiben, so sollten sie nie pur, sondern immer mit einem Trägerstoff verbunden auf die Haut gebracht werden. Zur eigenen Herstellung solcher Öle mischt man den ätherischen Duft beispielsweise mit Aloe-vera-Öl, kalt gepresstem Olivenöl oder duft neutralen Handcremes. Diese Mischungen können dann an verschiedenen Körperstellen aufgetragen werden, zum Beispiel an den Schläfen und am Haaransatz, an den Armbeugen und auf den Fußsohlen, in den Kniekehlen und auf den Handinnenflächen. Sie können aber auch großflächiger als Massageöle eingesetzt werden.

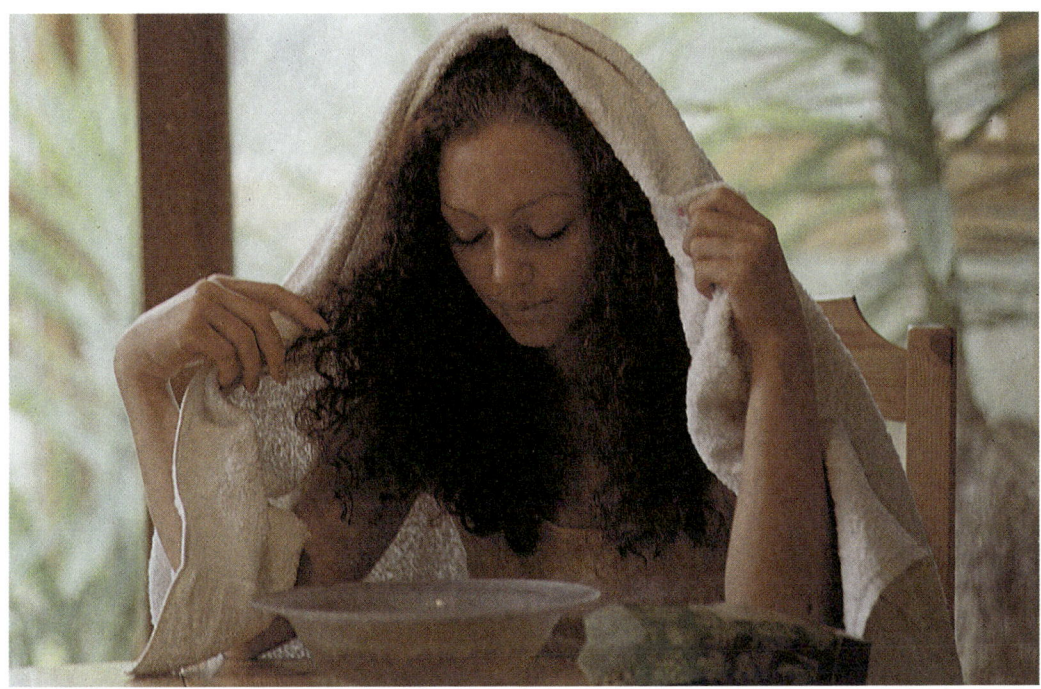

Die wichtigsten ätherischen Öle und ihre Anwendungsbereiche

Ätherische Öle	Anwendungsbereiche
Angelikawurzelöl	Stärkung des Immunsystems
Basilikumöl	Bauchschmerzen, Herzstärkung, Muskelkrämpfe
Eukalyptusöl	Abszess, Akne, Bronchitis, Fieber, Halsschmerzen, Husten, Rheuma, Schnupfen, Stärkung des Immunsystems, Verspannungen im Rücken
Fenchelöl	Blähungen, Bronchitis, Husten, Magenbeschwerden
Johanniskrautöl	Gicht, Nachbehandlung von Narben, Ohrenschmerzen, Rheuma, Verspannungen im Rücken
Kamillenöl	Abszess, Akne, Furunkel, Magenbeschwerden, Ohrenschmerzen, Schlafstörungen
Kiefernnadelöl	Furunkel, Hexenschuss, Migräne, Verspannungen im Rücken
Kümmelöl	Blähungen, Blasenentzündung
Lavendelöl	Abszess, Akne, hoher Blutdruck, niedriger Blutdruck, leichte Depressionen, Erschöpfung, Fieber, Husten, Kopfschmerzen, Kreislaufstörungen, Neurodermitis, Ohrenschmerzen, Schlafstörungen
Leimöl	Ekzeme, Gürtelrose, Schuppenflechte
Majoranöl	Mentruationsbeschwerden, Muskelkrämpfe, Zerrungen
Melissenöl	Magenbeschwerden, Verspannungen im Rücken, Wechseljahrbeschwerden
Orangenöl	leichte Depressionen, Fieber, Husten, Nervosität, Wechseljahrbeschwerden
Pfefferminzöl	Bronchitis, leichte Depressionen, Erbrechen, Gallenbeschwerden, Hexenschuss, Husten, Kopfschmerzen, Magenbeschwerden, Migräne, Schnupfen
Rosmarinöl	niedriger Blutdruck, Hexenschuss, Kopfschmerzen, Verspannungen im Rücken
Salbeiöl	niedriger Blutdruck, Menstruationsbeschwerden, Verspannungen im Rücken
Teebaumöl	Abszess, Bronchitis, leichte Depressionen, Fußpilz, Halsschmerzen, Hexenschuss, Husten, Insektenstiche, Kopfschmerzen, Nagelbettentzündung, Neurodermitis, Stärkung des Immunsystems, Zahnschmerzen
Thymianöl	niedriger Blutdruck, Bronchitis, Furunkel, Husten, Schnupfen, Stärkung des Immunsystems
Zimtöl	Verspannungen im Rücken, Zahnschmerzen
Zitronenöl	Kreislaufstörungen, Verspannungen im Rücken

Eine weitere Möglichkeit ist die Verbreitung des Dufts im Raum durch Aromalämpchen oder Wasserschälchen. Einige Tropfen des Öls werden in etwas Wasser gegeben und verdunsten dann über der Kerze der Aromalampe oder auf der Heizung. Wichtig ist dabei, die Atemwege nicht zu sehr zu reizen, weshalb diese Anwendungsvariante niemals länger als eine Stunde dauern sollte.

Die Aromatherapie ist durchaus segensreich und kann das Wohlbefinden steigern. Wer es allerdings damit übertreibt, muss mit Nebenwirkungen rechnen. Auch allergische Reaktionen sind durchaus möglich.

Ätherische Öle kann man in der Apotheke, im Reformhaus und in speziellen Aromaläden kaufen.

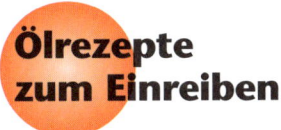

Ölrezepte zum Einreiben

Knoblauch-Soja-Öl gegen Blähungen

Zutaten

6 Trpf. Knoblauchöl
4 EL Sojaöl

Zubereitung

Die Zutaten sorgfältig mischen.

Anwendung

Bei Blähungen und Darmstörungen den Unterbauch damit massieren.

Hustenöl

Zutaten

75 ml Sternkiefernharz
Olivenöl
7 Trpf. Thymianöl

Zubereitung

Das Sternkiefernharz wird mit dem Olivenöl so lange verrührt bis es sämig wird. Dann gibt man das Thymianöl hinzu.

Anwendung

Bei Husten trägt man es auf Rücken und Brust auf und deckt es mit einem Leinentuch ab. Darüber hinaus sollte man für eine wärmende Umgebung sorgen.

Eukalyptus-Mandel-Öl gegen Husten

Zutaten

6 Trpf. Eukalyptusöl
6 EL Mandelöl

Zubereitung

Geben Sie das Eukalyptusöl zusammen mit dem Mandelöl in eine Schale und verrühren Sie beides sorgsam.

Anwendung

Mit dieser Mischung regelmäßig die Brust einreiben.

Arthritisöl

Zutaten

4 g Cayennepfeffer

16 g Olivenöl

30 g Kampferessenz

Zubereitung

Die Zutaten sorgfältig mischen und in eine saubere Flasche füllen. Drei Tage an einem hellen Platz stehen lassen. Danach das Öl im Wasserbad erhitzen und nach dem Abkühlen durch ein Mulltuch abseihen.

Anwendung

Mehrmals täglich die schmerzenden Gliedmaßen damit massieren.

Lilien-Lavendelöl gegen Arthritis

Zutaten

8 weiße Lilienblüten, nicht gespritzt

10 ml Lavendelöl

Olivenöl, naturrein

Zubereitung

Die Lilienblüten hacken und mit Lavendelöl mischen. Beides zusammen in eine saubere Flasche (0,75 l Inhalt) füllen und mit naturreinem Olivenöl auffüllen. Drei Wochen an einem sonnigen Platz aufgewahren und dann abfiltern.

Anwendung

Mehrmals täglich schmerzende Körperstellen damit einreiben.

Dampfbäder und Inhalationen: heiß tut gut

Schon die alten Römer ließen es sich im Dampfbad gut gehen und heute noch gehört das türkische Hamman zu einer der wichtigsten Freizeitinstitutionen überhaupt. Inzwischen sind auch hierzulande Dampfbäder in Mode gekommen. Vor allem jene Menschen, die die Sauna nicht so gut vertragen, können sich im Dampfbad so richtig entspannen. Zudem ist der Dampf das ideale Medium, um wohltuende und heilsame Düfte zu verbreiten.

Dampf führt dem Körper passive Wärme zu, erweitert dadurch die Blutgefäße, senkt den Blutdruck, beruhigt, entspannt und fördert den Schlaf. Außerdem wird der Stoffwechsel angeregt und die Ausscheidung gefördert. Die Haut wird dabei einer intensiven Reinigung unterzogen; durch das Schwitzen werden abgestorbene Hautschüppchen abgestoßen und die Durchblutung angeregt. Der Vorteil gegenüber der Sauna: die Temperaturen sind nicht so hoch (45 Grad Celsius), dafür liegt die Luftfeuchtigkeit bei 95 Prozent. Wie man das Dampfbad richtig genießt, wird hier beschrieben:

■ Für den Besuch im Dampfbad brauchen Sie Zeit und Ruhe, denn hier geht alles sehr gemächlich ab.

■ Vor dem Gang in die neblig warmen Räume sollten Sie sich gründlich abduschen. Im Dampfbad selbst bleiben Sie durchschnittlich 20 Minuten. Nur wenn Sie sich nicht wohl fühlen, sollten Sie den Gang früher abbrechen.

- Beim Dampfbad kann man sich mal so richtig verwöhnen. Weil man stärker schwitzt, hat man danach auch mehr das Bedürfnis sich zu pflegen. Verwenden Sie eine wohl riechende Seife.
- Traditionsgemäß sollte nach dem Dampfbadgang eine Massage folgen. Entweder es gibt entsprechende Angebote oder Sie rubbeln sich selbst mit einem Massagehandschuh ab.
- Wie bei der Sauna macht man auch im Dampfbad drei Gänge, die Pausen dazwischen dürfen allerdings etwas länger dauern.
- In manchen Dampfbädern kommt vor dem Dampfraum ein Anwärmraum, diesen kann man aber durchaus ignorieren.
- Übrigens: Im Dampfbad brauchen Sie mehr Handtücher als in der Sauna und auch ein Bademantel wäre gut.

Andere, so genannte Teildampfbäder lassen sich auch gut zu Hause durchführen. Folgende Variationen seien hier etwas ausführlicher beschrieben:

Fußdampfbad

Es wirkt ähnlich einem heißen Fußbad, ist nur wesentlich effektiver und angenehmer. Das Fußdampfbad empfiehlt sich für all jene, die unter chronisch, kalten Füßen oder Schweißfüßen leiden. Es hilft aber auch bei Unterleibserkrankungen, weil die Ausscheidung von Gift- und Schlackenstoffen gefördert wird.

Zubehör

Eine warme Wolldecke, ein großes Leinentuch, einen großen Kochtopf und ein Holzrost, der darüber passt.

Chronisch kalte Füße lassen sich mit einem Fußdampfbad gut behandeln

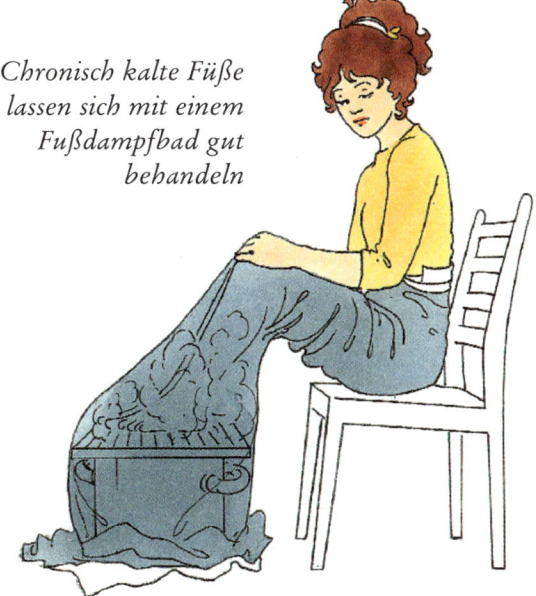

Anwendung

Über einen Stuhl wird zuerst die Woll-decke und darüber das Leinentuch gebrei-tet. Darauf setzt sich der Patient und schlägt beides eng um sich. In Höhe der Knie sollten die Tücher weiter auseinander fallen, sodass der Dampf besser zirkulieren kann. Dann schiebt ein Partner einen großen Topf mit heißem Wasser, mit dem Holzrost bedeckt, unter die Tücher und darauf stellt der Patient seine Füße.

Decke und Tuch sollten bis zum Boden reichen, damit nicht zuviel Dampf entwei-chen kann. Lässt die Hitze nach, wird ein zweiter Topf mit heißem Wasser nachge-schoben. Dann ist die Behandlung beendet und man sollte sich noch eine halbe Stunde im warmen Bett ausruhen. Zum Abschluss wird eine Unterkörperwaschung mit kal-tem Wasser durchgeführt.

Einsatz von ätherischen Ölen

Gut sind Kamille, Rosmarin, Basilikum, Fenchel, Kiefernnadeln, Kümmel, Majoran, Salbei und Zitrone.

Halbdampfbad

Dieses Dampfbad ist anstrengender und wird nicht immer von allen Menschen gleich gut vertragen. Patienten mit Herz-Kreislauf-Erkrankungen sollten ganz dar-auf verzichten.

Wirkungsvoll ist diese Dampfanwen-dung bei Menstruationsbeschwerden, krampfartigen Schmerzen im Magen- und Darmbereich, sowie bei Blasen- und Nie-renbeschwerden.

Halbdampfbäder zu Hause sind anstrengend. Man sollte sie deshalb nie ganz allein durchführen

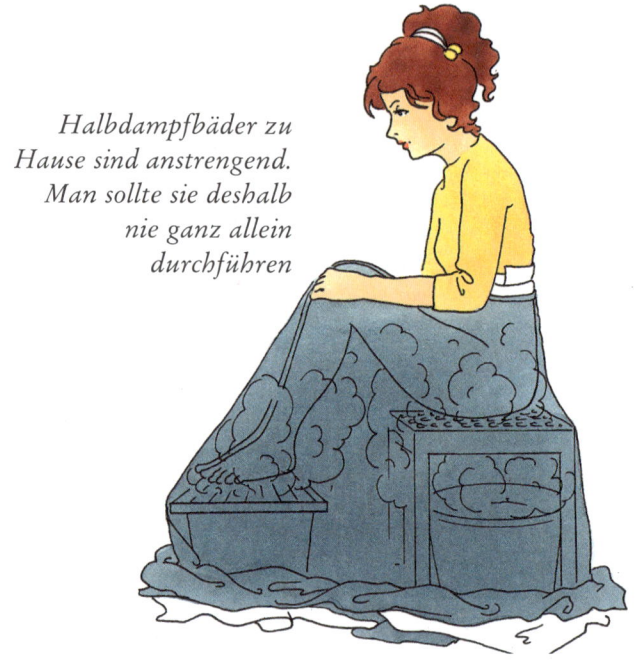

Zubehör

Man braucht einen Stuhl mit einer durchlässigen Sitzfläche für den Dampf. Eine Wolldecke, ein großes Laken, einen Holzrost und zwei große Töpfe.

Anwendung

Der Patient setzt sich mit entkleidetem Unterkörper auf den Stuhl und wird bis zur Hüfte in das Laken und die Wolldecke gehüllt. Beides sollte bis zum Boden reichen. Unter die Füße kommt der Topf mit heißem Wasser und darauf der Holzrost, auf dem die Füße abgestellt werden. Unter die Sitzfläche des Stuhls wird der zweite Topf geschoben. Lässt die Dampfentwicklung nach und tut es dem Patienten gut, kann noch eine zweite Runde gemacht werden. Danach ausruhen und mit einer kalten Abwaschung beenden.

Einsatz von ätherischen Ölen

Das ist nicht unbedingt notwendig, aber gut sind Kamille, Kümmel, Majoran, Melisse, Orange, Rosmarin, Salbei und Zitrone.

Volldampfbad

Volldampfbäder werden nicht von allen Menschen gleich gut vertragen und deshalb sollte man sie auch nicht unbedingt einfach so ausprobieren. Volldampfbehandlungen sollten maximal zehn Minuten dauern, anschließend ist noch eine Stunde Bettruhe erforderlich. Ein erfahrener Helfer sollte in Rufnähe sein.

Diese Form des Bades eignet sich allerdings gut als Soforthilfe bei drohender Erkältung oder zur Behandlung von Rheuma und Stoffwechselstörungen.

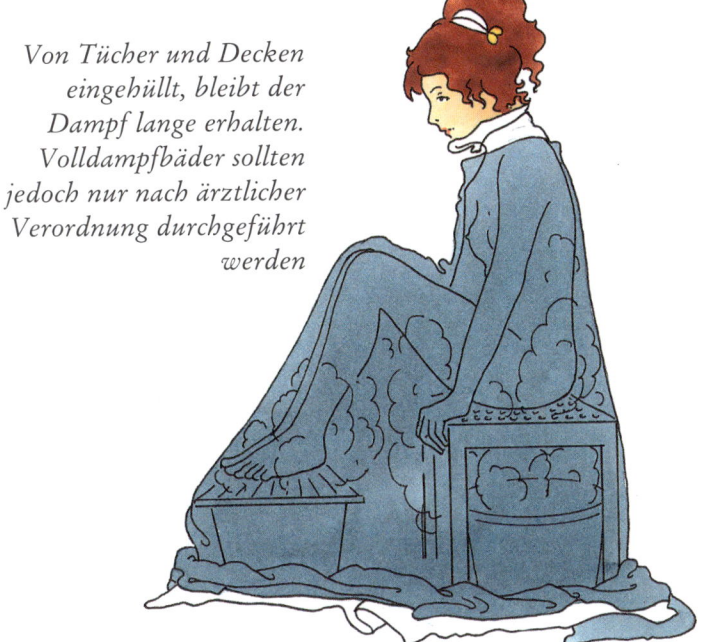

Von Tücher und Decken eingehüllt, bleibt der Dampf lange erhalten. Volldampfbäder sollten jedoch nur nach ärztlicher Verordnung durchgeführt werden

Gesichtsdampfbad

Dabei geht es vor allem um die Behandlung von Hauterkrankungen im Gesicht; Atemwegserkrankungen werden durch spezielle Inhalationen (lesen Sie weiter unten) behandelt. Wenn Zusätze verwendet werden, ist es wichtig, diese nur gering zu dosieren (zwei bis drei Tropfen), damit die Atemwege nicht zu sehr gereizt werden.

Einsatzgebiete sind unreine Haut, Reizungen und Entzündungen der Gesichtshaut, Akne und Abszesse.

Zubehör

Man braucht dazu nur einen großen Topf mit heißem Wasser und ein ausreichend großes Handtuch, um Kopf und Schultern abzudecken, sodass kein Dampf entweichen kann.

Anwendung

Kochen Sie das Wasser, etwa einen Liter, auf und geben, wenn erwünscht, zwei bis drei Tropfen ätherisches Öl hinein. Den Topf vor sich auf den Tisch stellen und das Gesicht darüber beugen. Der Hinterkopf und die Schultern sollten ganz mit einem großen Handtuch bedeckt sein. Die Länge der Behandlung richtet sich nach dem Hauttyp. Bei normaler Haut sind das fünf Minuten, bei trockener Haut drei Minuten und bei fettiger Haut maximal zehn Minuten.

Einsatz von ätherischen Ölen

Heilsam wirken Eukalyptus, Kamille, Lavendel, Leim, Melisse, Teebaum und Thymian.

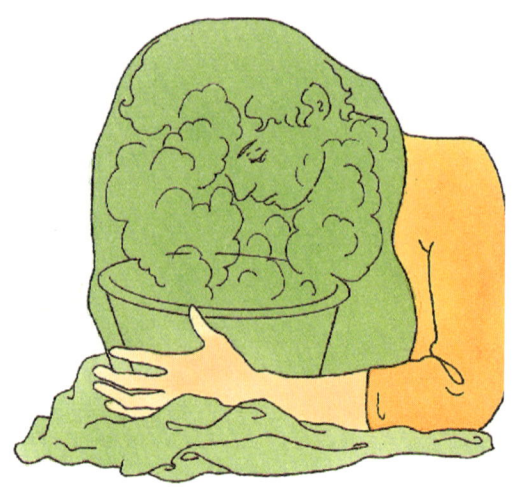

Das Gesichtsdampfbad ist ideal, um unreine Haut zu pflegen und Entzündungen vorzubeugen

Hautklärend ist auch der Zusatz von Zinnkraut; 250 Milliliter heißes Wasser werden mit einem Esslöffel Kraut gemischt, zehn Minuten ziehen gelassen und dann abgeseiht. Den Aufguss als Zusatz mit einem Liter kochendem Wasser mischen.

Inhalationen

Sie werden vor allem bei Erkältungskrankheiten, bei Husten, Bronchitis, Schnupfen und Halsschmerzen angewendet, aber auch bei Nasennebenhöhlenentzündungen und Stirnhöhlenvereiterungen. Wer ständig unter Atemwegserkrankungen oder Asthma leidet, sollte vielleicht über die Anschaffung eines Inhaliergeräts nachdenken. So können auch notwendige, synthetische Medikamente gut verabreicht werden.

Eine einfache Dampfinhalation kann man auch ohne umfangreiche Hilfsmittel durchführen. Sie ist im Prinzip dem Gesichtsdampfbad sehr ähnlich. Nur ist es dabei nötig, eine besondere Atemweise zu beachten: Es muss kräftig durch Mund und Nase ein- und ausgeatmet werden.

Anwendung

In einem Topf erhitzt man Wasser und gibt dort hinein einige (fünf bis sechs) Tropfen ätherisches Öl. Es ist auch möglich eine Inhalation mit Heiltee zu machen, ebenso wie andere Zusatzstoffe zum Einsatz kommen können. Darüber lesen Sie – mit entsprechenden Rezepten – später mehr.

Das Gesicht wird dann über den Dampf gehalten und der Hinterkopf und die Schultern sollten mit einem großen Handtuch abgedeckt sein. Die maximale Behandlungsdauer beträgt zehn Minuten.

Vorsicht, Nebenwirkungen

Inhalationen mit heißem Dampf werden nicht von allen Menschen gleich gut vertragen. So reagieren manche auf Kamille allergisch, was dazu führt, dass sich die Atembeschwerden verschlimmern statt besser zu werden. Menthol und kampferhaltige Zusätze können sogar zu Atemnot führen. Wichtig ist es deshalb, nichts zu erzwingen. Am besten testet man die Verträglichkeit zunächst ohne Handtuch. Für Kinder sind solche Dampfinhalationen ungeeignet, allein schon wegen der Verbrühungsgefahr.

Einsatz von ätherischen Ölen

Kamille, Eukalyptus, Fenchel, Lavendel, Orange, Pfefferminze, Teebaum sowie Thymian.

Endlich wieder frei durchatmen! Rezepte zum Ausprobieren

Erkältungskrankheiten sind lästig, aber zum Glück lassen sie sich durch mehrere Arten von Inhalationen etwas lindern. Nicht immer braucht man dafür ätherische Öle, auch andere Mittel haben sich hierfür bewährt.

Efeuinhalation

Gegen Halsschmerzen hilft eine Inhalation mit Efeuextrakt sehr gut. Dazu einen Liter Wasser erhitzen und einige Tropfen des Extrakts (in der Apotheke erhältlich) hineingeben.

Fenchel-Dill-Inhalation

Zutaten

10 g Fenchelkraut
40 g Dillspitzen

Zubereitung

Mischen Sie Fenchelkraut und Dillspitzen und streuen Sie diese auf ein Backblech. Den Backofen auf 250 Grad Celsius anheizen und warten, bis die Kräuter beginnen schwarz zu werden.

Anwendung

Die Backofentür dann öffnen und die heilsamen Düfte einatmen.

Kamillen-Grüntee-Inhalation

Zutaten

2 l Wasser
2 EL Kamillenblüten
3 EL Grüntee

Zubereitung

Kochen Sie zunächst das Wasser in einem breiten Topf auf und geben Sie dann die Kamillenblüten und den grünen Tee hinein. Dann darüber beugen und die heilenden Dämpfe abwechselnd durch Mund und Nase einatmen.

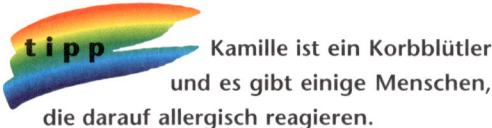 **t i p p** Kamille ist ein Korbblütler und es gibt einige Menschen, die darauf allergisch reagieren.

Kopfschmerzinhalation

Gegen Erkältungskopfschmerzen hilft eine Inhalation, die aus gleichen Teilen Malzessig und Wasser, die man zusammen aufkochen lässt, hergestellt wird.

Kräuterölinhalation

Zutaten

40 g Eukalyptusöl
20 g Lavendelöl
20 g Melissenöl, 20 g Zitronenöl

Zubereitung und Anwendung

Mischen Sie diese Öle und verbreiten Sie den Duft durch eine Aromalampe oder durch einige Tropfen, die Sie in eine Schale mit heißem Wasser geben.

Malzessiginhalation

Zutaten

800 ml Wasser
200 ml Malzessig

Zubereitung

Mischen Sie das Wasser mit dem Malzessig und lassen Sie beides zusammen aufkochen.

Anwendung

Den heißen Dampf inhalieren.

Salbeiinhalation

Übergießen Sie für die Salbeiinhalation einen Teelöffel Salbeiblätter mit 250 Milliliter kochendem Wasser. Fünf Minuten ziehen lassen, dann abseihen. Das Gesicht über den Dampf halten und einige Minuten einatmen. Bei Bronchitis und Husten empfiehlt es sich, diese Inhalation dreimal täglich durchzuführen.

Teebaumölinhalation

Das Allroundmittel aus Australien hat sich auch als Inhalationsmittel bewährt. Untersuchungen haben ergeben, dass die keimtötende und damit desinfizierende Wirkung des Teebaumöls fünfmal stärker ist als die herkömmlicher Mittel. Für die Inhalation bei Erkältungskrankheiten kann man Teebaumöl in heißes Wasser geben oder einfach einige Tropfen auf das Kopfkissen träufeln.

Ysopinhalation

Geben Sie zwei Tropfen des Öls in eine Schale mit heißem Wasser und inhalieren Sie die heilsamen Dämpfe.

Zwiebelinhalation

Schneiden Sie eine Zwiebel klein und geben Sie diese in einen halben Liter heißes Wasser. Zusammen aufkochen und die Dämpfe inhalieren.

Das Dampfbett

Bei Babys und Kleinkindern sind Inhalationen schwierig. Da hilft dann ein sogenanntes Dampfbett. Neben dem Gitterbett, aber in sicherer Distanz dazu, stellt man auf einen Hocker einen Elektrokocher mit einem offenen Topf, der mit Wasser gefüllt ist. Das Wasser sollte stets kochen. Über den Stuhl und das Bett breiten Sie ein Bettlaken aus, und zwar so, dass eine Seite des Bettes zur Belüftung offen bleibt. Die Waschküchenatmosphäre löst trockenen Husten. Zweimal täglich je 15 Minuten genügen. Sicherheitshalber sollten Sie während der Prozedur das Zimmer und den Kochtopf nicht verlassen. Zusätze von Heilkräutern sind für Kinder nicht nötig.

Thymiantöpfchen

Besonders nachts ist der Hustenreiz oft quälend. Erleichterung schafft ein Topf mit Thymiantee, der in der Nähe des Bettes aufgestellt wird.

Thymian

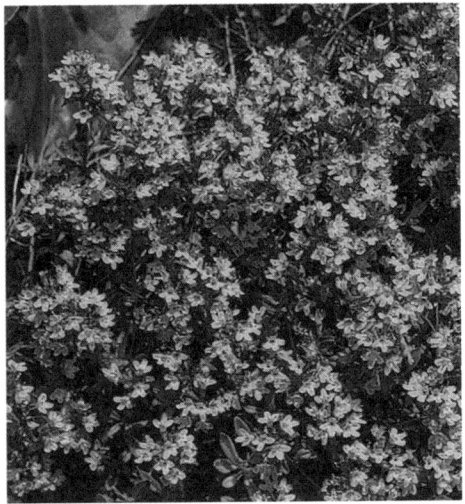

Großmutters Küchenschätze: Von A wie Apfel bis Z wie Zwiebel

Geriebener Apfel ist gut gegen Durchfall und Zwiebelmilch lindert hartnäckigen Husten – zwei Weisheiten, die sicher jeder noch kennt. Doch die einfachen Heilmittel des Alltags wurden in den letzten Jahren durch schnell wirkende Arzneimittel aus der Apotheke ersetzt und darüber hinaus hatte man fast vergessen, wie überaus vielfältig Großmutters Küchenschätze waren.

Schon Hippokrates, der Heilkundige aus der Antike, wusste:

„Lasst eure Nahrung Heilmittel sein und Heilmittel eure Nahrung." Dieser Satz ist heute wieder aktuell. Leider ist das Wissen um die heilsame Wirkung von Nahrungsmitteln überschattet von erschreckenden Fakten über belastete und verseuchte Lebensmitteln.

Wenn es nun darum geht, bewährte Hausmittel aus Küche und Keller vorzustellen, so kann man getrost die neuesten Horrormeldungen vergessen. Apfel, Knoblauch und Co. sind immer noch reich an wertvollen Inhaltsstoffen und uneingeschränkt wirksam in ihrer Heilkraft. Faszinierend ist daran vor allem, dass man sich bloß in der eigenen Küche umschauen muss und sofort eine ganze Hand voll wirkungsvollster Mittel zur Hand hat. Überrascht kann man beim Ausprobieren feststellen, dass sie manchmal sogar den synthetischen Mitteln weit überlegen sind.

Apfel

Der Apfel ist eine sehr vielseitige Frucht und unglaublich gesund. Er hat einen anregenden Einfluss auf den Stoffwechsel und die gesamte Verdauung, er entgiftet und reinigt das Blut.

- Gut gegen Durchfall ist geriebener Apfel. Reiben Sie den Apfel mitsamt der Schale und lassen Sie ihn etwas stehen, nur gelegentlich umrühren. Wird er durch die Luft leicht bräunlich, ist er genau richtig.

- Apfelsaft, am besten frisch gepresst, hat genau die gegenteilige Wirkung, nämlich eine mild abführende. Also ist er gut bei Verstopfung.

- Apfelschalentee beruhigt. Schneiden Sie einen ungeschälten Apfel in kleine Stücke und übergießen Sie ihn mit 500 Milliliter sehr heißem Wasser. Darin eine Stunde ziehen lassen und dann zwei Teelöffel Honig zugeben. Den Sud trinken und die Apfelstücke dazu essen.

- Apfel contra Nikotin. Es ist bewiesen, dass Äpfel die Lust auf Zigaretten verderben. Wer also weniger rauchen will, sollte mehr Äpfel essen.

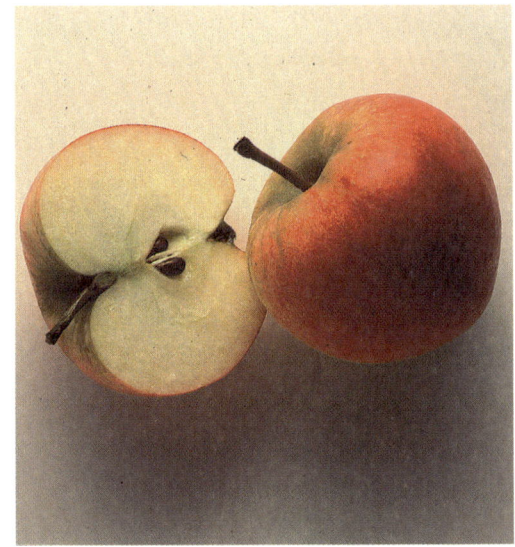

Apfelessig

Als Allheilmittel hat er in den letzten Jahren für Furore gesorgt. Auf wundervolle Weise verbinden sich dabei die heilsamen Inhaltsstoffe des Apfels und die antibakterielle Wirkung des Essigs. Er stärkt die Abwehrkräfte und hilft bei Magen-Darm-Beschwerden. Apfelessig kann innerlich und äußerlich angewendet werden.

- Gegen Arthritis hilft Apfelessig, wenn man sechs Teelöffel davon in ein Glas abgekochtes Wasser einrührt und mit zwei Teelöffeln Honig süßt. Dreimal täglich ein Glas davon trinken.
- Einreibungen mit Apfelessig bringen den Kreislauf in Schwung und fördern die Durchblutung.
- Bei Halsschmerzen, die von einer Mandelentzündung verursacht sind, helfen Apfelessigumschläge. Dazu taucht man ein Tuch in 250 Milliliter Apfelessig und

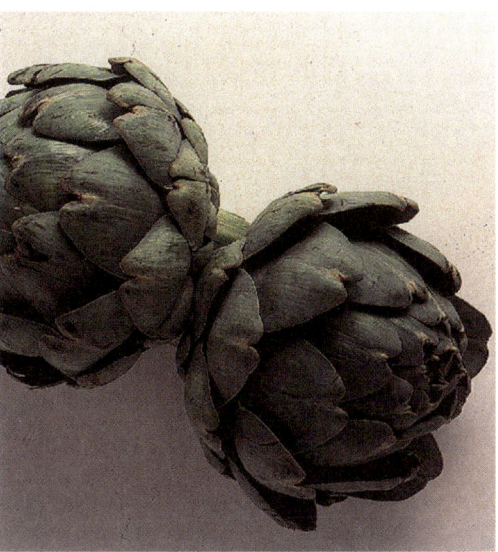

wickelt es um den Hals – mit einem Wollschal abdecken und 30 Minuten belassen.
- Menstruationsbeschwerden durch ein Glas Wasser mit zwei Teelöffeln Apfelessig (zweimal täglich) lindern.
- Einen Schlaftrunk bereiten Sie aus zwei Teelöffeln Apfelessig und Honig, die in einem Glas warmem Wasser aufgelöst werden.

Artischocke

Die Frucht ist fremdartig, wird aber in anderen Länder seit altersher als Verdauungshilfe eingesetzt. Sie enthält einen hohen Bitterstoffanteil und einen Wirkstoff, den man Cynarin nennt. Dieser regt in der Leber die Produktion von Gallenflüssigkeit an und fördert andererseits die Entleerung der Gallenblase.

- Artischockenpräparate werden in unterschiedlichen Darreichungsformen angeboten. Sie wirken leberentgiftend. Zu empfehlen ist beispielsweise eine vierwöchige Entgiftungskur mit Artischockensaft – dreimal täglich einen Esslöffel nach den Mahlzeiten.
- Gegen einen hohen Cholesterinspiegel kann man das Kochwasser von Artischocken aufheben und, mit etwas Honig gesüßt, über den Tag verteilt trinken.
- Eine leicht verdauliche Artischockenmahlzeit bereiten Sie, wenn Sie die Stauden in Salzwasser mit etwas Zitrone 45 Minuten kochen. Die Blätter werden abgezupft, in Remouladensauce mit frische Kräuter getunkt und das dicke

Ende ausgelutscht. Die Artischocken-
böden isst man zum Schluss.

■ Der Zigeunertrunk beugt Leber- und
Gallenbeschwerden vor: Je eine Hand
voll Artischocken- und Rosmarinblätter
mit einem Liter Rostwein und zehn Sa-
franfäden in einen dunkle Flasche geben
und 14 Tage an einem dunklen Ort auf-
bewahren. Danach zweimal täglich nach
den Mahlzeiten ein Schnapsglas davon
trinken.

Avocado

Die wundersame Heilkraft der Avocado
kannten bereits die Azteken und hierzulande ist sie schon lange kein Exot mehr.

Bemerkenswert ist der hohe Anteil an
Vitaminen, Mineralstoffen und Spuren-
elementen, entsprechend vielfältig ist das
Wirkungsspektrum dieser schmackhaften
Frucht.

■ Avocado ist die reinste Vitaminbombe,
der hohe Vitamin-C-Gehalt stärkt die
Immunabwehr.

■ Das Powerpaket der Inhaltsstoffe hilft
gegen Erschöpfung; je eine Frucht morgens und abends gegessen sorgt für
Ruhe und guten Schlaf.

■ Avocados beugen Magengeschwüren
vor und neutralisieren Magensäure. Anwendungsgebiete sind daher Sodbrennen und Gastritis.

■ Beschwerden bei der Menstruation werden durch zwei Avocados täglich etwas
erleichtert.

■ Nervosität und Stress lassen sich durch
eine Avocadomahlzeit zwischendurch
besser bewältigen.

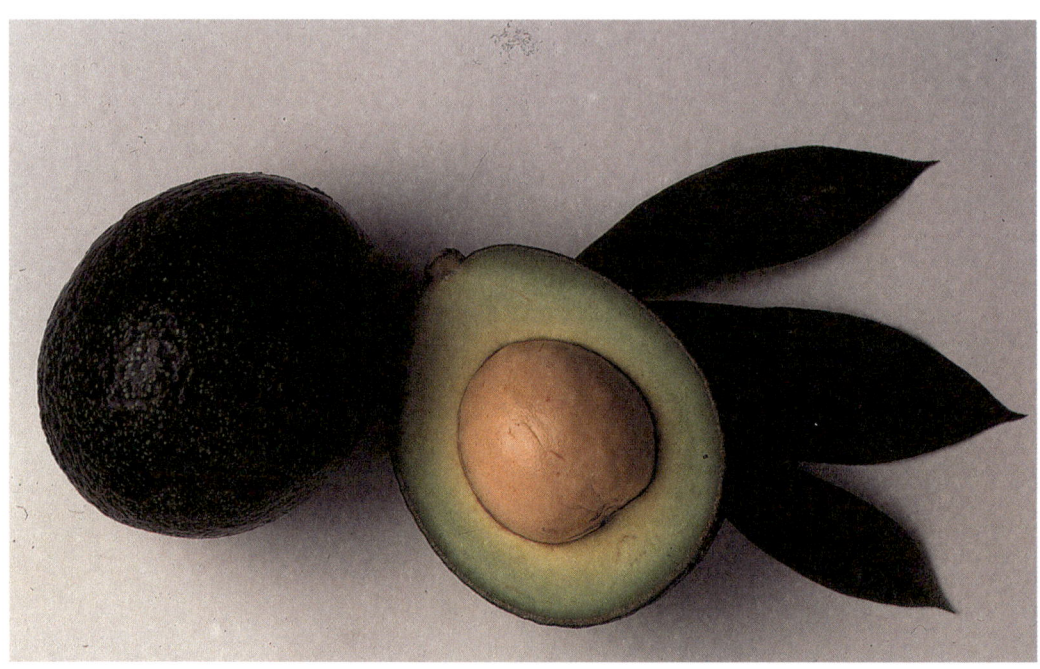

Bier

Der Gerstensaft ist uns als Genussmittel bestens bekannt. Lauwarmes Bier wurde schon immer zum Ausspülen von Nieren- und Blasensteinen benutzt. Aber was es noch alles kann, wissen die wenigsten:

- Gegen Erkältungen mit krampfartigem Husten hilft dunkles Bier. 500 Milliliter davon werden mit vier Esslöffeln Honig aufgekocht und noch warm getrunken. Danach schläft es sich besonders gut und ruhig.
- Erwärmtes Bier mit Honig (ein Esslöffel auf 500 Milliliter) ist auch eine bewährte Einschlafhilfe.
- In der natürlichen Schönheitspflege setzt man Bier als Haarfestiger ein, außerdem hilft es gegen übermäßige Talgproduktion der Kopfhaut – sprich gegen Schuppen.

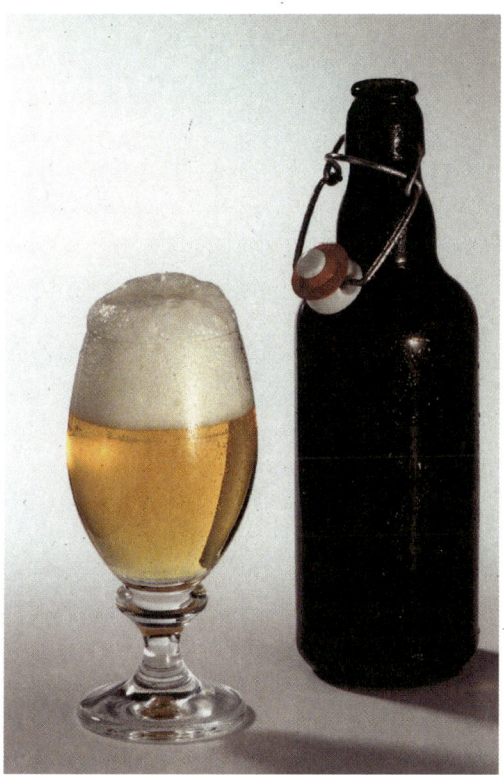

Bohnenkaffee

Dieses Genussmittel als heilsames Nahrungsmittel anzubieten, erscheint widersinnig. Trotz alledem hat der Kaffee auch seine guten Seiten:

- Echter Bohnenkaffee wirkt bei jungen Menschen anregend, bei älteren Menschen konnte man jedoch beobachten, dass er auch ein gutes Schlaf- und Beruhigungsmittel sein kann. Dazu eine Tasse vor dem Schlafengehen trinken.
- Gegen Migräne und starke Kopfschmerzen hilft der Zitronenkaffee recht gut. Dazu gibt man den Saft einer Zitrone auf eine Tasse heißen Kaffee und trinkt ihn (natürlich ohne Milch- und Zuckerzusatz) zügig aus.
- Kochen Sie Kaffeesatz mit einem Liter Wasser auf und seihen Sie ihn ab. Das gewonnene Material dann in das Wasser für ein warmes Fußbad geben – das hilft bei Krampfadern und Venenproblemen.

Erdbeeren

Die roten Beeren sind reich an Vitamin C und Mineralstoffen. Marlene Dietrich und Kaiserin Elisabeth von Österreich schätzten die Früchte als Schönheitsmittel. Darüber hinaus sind sie auch noch gesund.

■ Sie gelten als gutes Hausmittel gegen Blasen- und Nierenschwäche. Man kann die Erdbeeren pur (100 bis 200 Gramm täglich) genießen oder aber aus Erdbeerblättern einen Tee zubereiten. Dazu gibt man einen Esslöffel junger Walderdbeerblätter auf 250 Milliliter kochendes Wasser. Zehn Minuten ziehen lassen, dann abseihen. Über den Tag verteilt zwei bis drei Tassen trinken.

■ Erdbeerblättertee hilft auch bei Eisenmangel – einem typischen Frauenleiden.

Heidelbeeren

Ihr blauer Farbstoff, zusammen mit dem hohen Vitamin-C-Gehalt und dem Eisenanteil sind blutbildend und helfen vorbeugend gegen Herzinfarkt, weil sie die Gefahr der Entwicklung einer Arteriosklerose verringern. Erstaunlich sind die vielfältigen Einsatzmöglichkeiten.

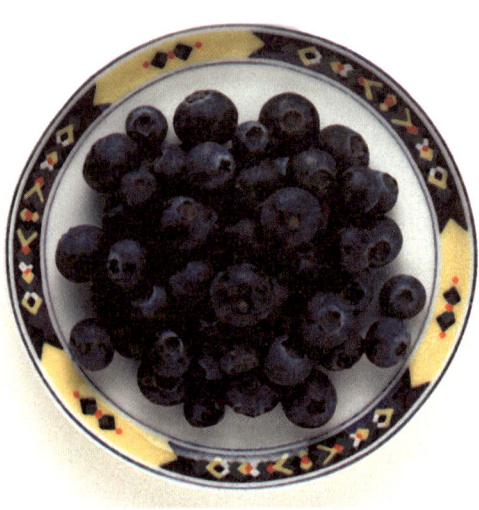

■ Wer öfters unter Blasenentzündung leidet, für den sind Heidelbeeren eine wirksame Medizin. Sie sollten vorbeugend gegessen werden. Das Bakterienwachstum in der Blase wird durch Heidelbeerblättertee gehemmt: Einen Esslöffel der Blätter übergießt man mit 250 Milliliter kochendem Wasser und lässt den Aufguss zehn Minuten ziehen. Über den Tag verteilt in kleinen Schlucken trinken, allerdings nicht über einen längeren Zeitraum.

■ Gegen Durchfall hilft ein Brei aus drei Esslöffeln getrockneten Heidelbeeren, zwei Esslöffeln Rohrzucker und 250 Milliliter Rotwein. Alles zusammen zehn Minuten kochen und dann löffelweise zu sich nehmen.

■ Bei Zahnbeschwerden hilft Heidelbeersaft. Mehrmals täglich einen Schluck im Mund länger hin- und herbewegen.

■ Regelmäßiger Heidelbeergenuss stärkt zudem die Sehkraft.

■ Gegen Halsschmerzen hilft eine Gurgellösung aus zerdrückten Heidelbeeren die mit Wasser verdünnt werden.

■ Venenprobleme und schwere Beine kuriert man mit einer Saftkur. Dazu presst man 100 Gramm Heidelbeeren, eine Papaya und eine Ananas. Die Säfte mischen und dreimal täglich ein Glas davon trinken.

tipp   Heidelbeersaft wird überwiegend als so genannter Muttersaft angeboten. Das ist ein Direktsaft, der solo äußerst bitter schmeckt. Am besten mischt man in mit anderen Säften, sodass der herbe Nachgeschmack verschwindet.

Himbeeren

Den kleinen süßen Früchtchen kann nun wirklich niemand widerstehen – wie gut, dass sie außerdem auch noch gesund sind.

- Gute Nachricht für kleine (und große) Fieberpatienten. Der Saft frischer Himbeeren und auch das Fertigprodukt aus dem Reformhaus sind altbewährte Mittel gegen Fieber.
- Ein Tee aus Himbeerblättern lindert Periodenschmerzen. Drei Esslöffel werden mit 500 Milliliter Wasser zum Kochen gebracht. Zehn Minuten ziehen lassen, dann abseihen. Über den Tag verteilt vor der Menstruation trinken.

- Etwas schwächer dosiert, nämlich mit ein bis zwei Esslöffel auf 200 Milliliter Wasser, wird ein Himbeerblättertee zubereitet, der den gestörten Gallenfluss reguliert. Mehrmals täglich eine Tasse davon trinken.
- Himbeeren sind, wie die meisten anderen Beerenfrüchte übrigens auch, harntreibend und eignen sich deshalb zur Unterstützung bei Blasen- und Harnwegsinfekten.
- Kamillentee, mit etwas Himbeersaft oder Himbeerblättertee gemischt, lindert bei Babys auch Blähungen.
- Der Himbeerblättertee unterstützt auch die Behandlung von Durchfallerkrankungen.

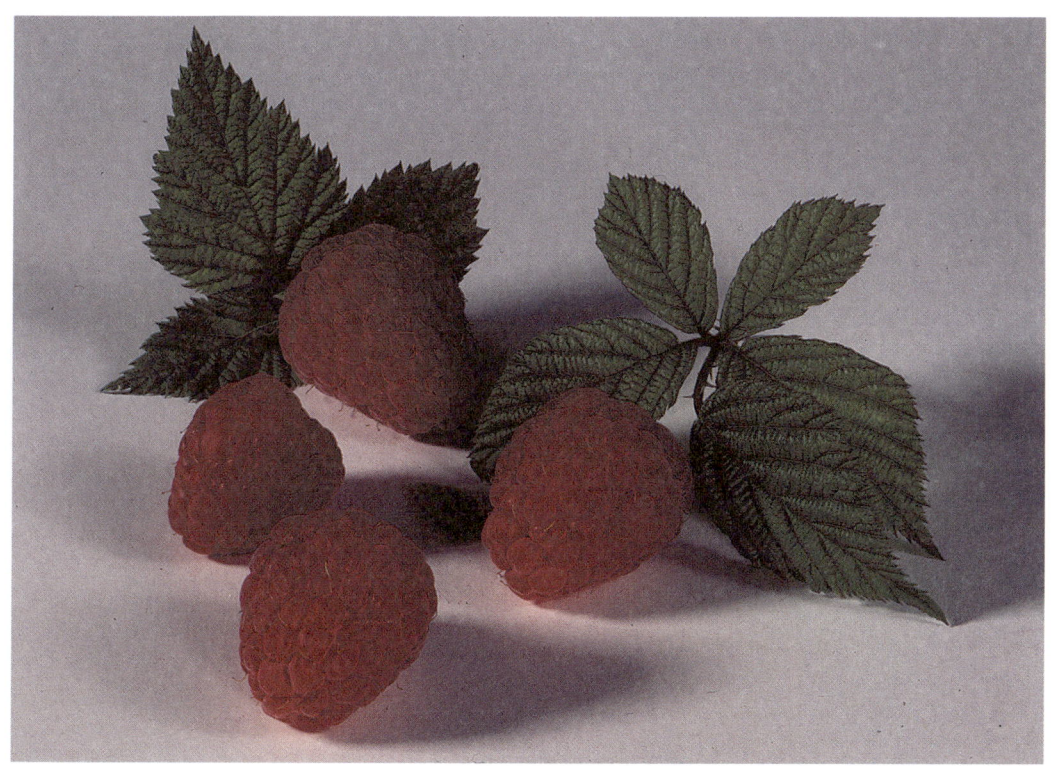

Honig

Was fleißige Bienen mühsam sammeln, ist für den Menschen Gesundheit pur. Honig ist sehr vielseitig als Heilmittel einsetzbar und deshalb auch bei kleinen Schleckermäulchen sehr beliebt. Honig stellt ein gesundes natürliches Süßungsmittel dar.

- Ein unschlagbares Team bilden Honig und Molke. Wer müde, erschöpft und abgespannt ist, sollte täglich ein Glas Molke mit einem Esslöffel Honig verrührt trinken.
- Hildegard von Bingen empfahl Honigwein gegen Kreislaufschwäche: 400 Gramm Honig werden in drei Liter Wein bei schwacher Hitze gekocht und abschließend 150 Milliliter Wermutsaft dazugegeben. Nochmals aufkochen und in saubere Flaschen füllen. Jeden zweiten Tag davon zwei Schnapsgläschen auf nüchternen Magen trinken.
- Bei Mandelentzündung hilft es, mehrmals täglich einen Teelöffel Honig langsam zu schlucken.
- Äußerlich angewendet tut ein Honigverband bei Muskelzerrungen und -krämpfen gut. Einfach Honig aufstreichen und mit einem Mulltuch abdecken. Zwei Stunden aufliegen lassen.
- Bei Rheuma hilft ein Honigumschlag: Dazu zwei Esslöffel im Wasserbad erwärmen und vor dem Schlafengehen auf die schmerzende Stelle auftragen. Mit einem Leinentuch abdecken.
- Hilfe bei Verstopfung bringt Honigwasser: Morgens auf nüchternen Magen trinkt man ein Glas lauwarmes Wasser, mit einem Teelöffel Honig gesüßt.

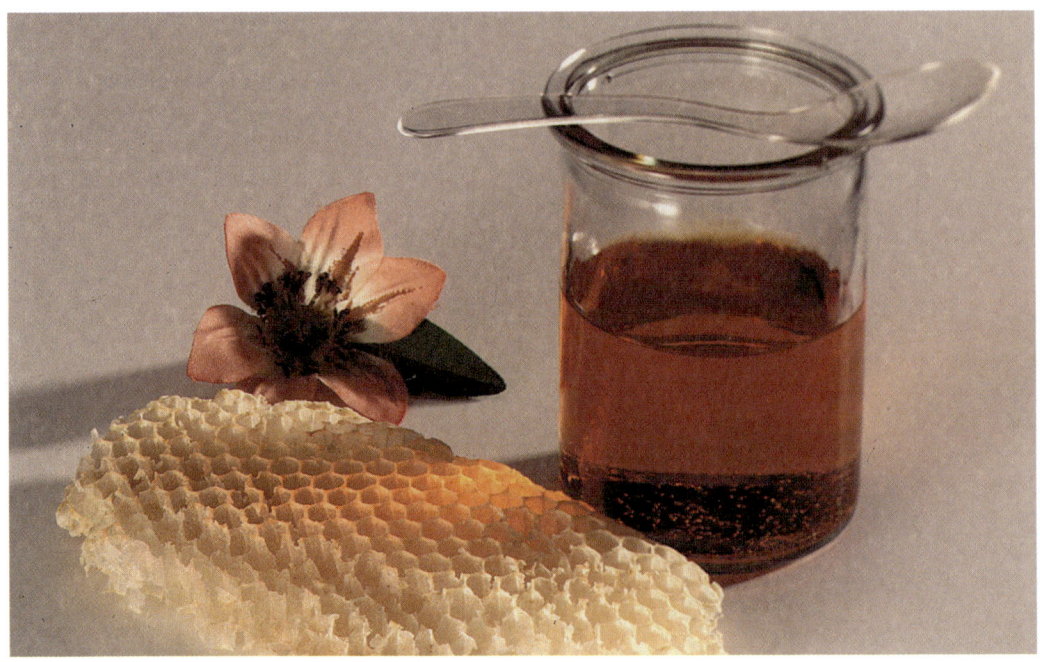

Hühnersuppe

Das Hausrezept soll zwar aus China stammen, ist aber auch hierzulande seit Jahrhunderten bekannt. Die kräftige Hühnersuppe ist nämlich ein bewährtes Mittel gegen Schnupfen. Am besten ist sie sclbst gekocht, bei milder Hitze aus einem Suppenhuhn, frischem Gemüse und Kräutern. Man sollte bereits beim Kochen die heißen Dämpfe inhalieren und die Suppe nach dem Abkühlen langsam trinken.

Nicht nur Schnupfen allein lässt sich mit einer kräftigen Hühnersuppe kurieren. Sie ist auch die ideale Ernährung für alle, die sich krank und abgeschlagen füllen. Als Stärkungsmittel eingesetzt, hilft sie auch magenempfindlichen Patienten schnell wieder auf die Beine.

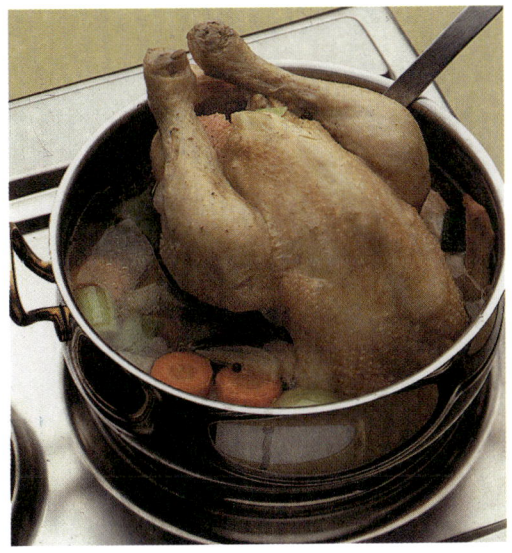

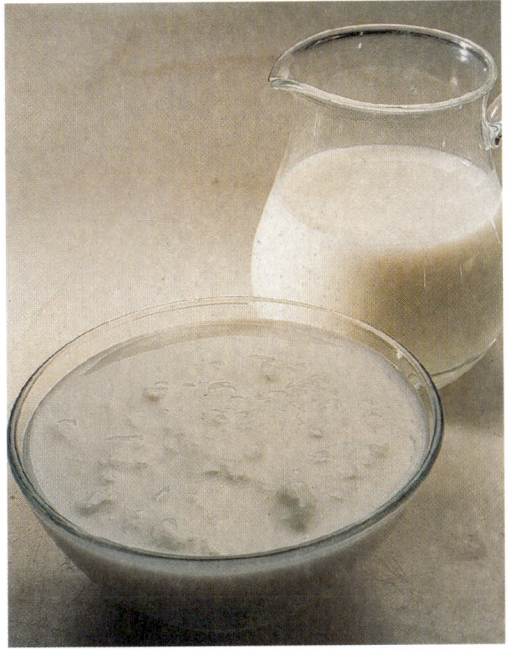

Joghurt

Das Milchprodukt enthält lebende Bakterienkulturen, die dem Körper viel Gutes tun. Regelmäßiger Genuss stärkt zudem die Abwehrkräfte und sorgt für eine gesunde Verdauung.

■ Bei Blasenentzündung sollte man jeden Tag einen Joghurt essen, das säuert den Harn und hemmt das Bakterienwachstum.

■ Durch Antibiotika wird die natürliche Darmflora geschädigt. Diese lässt sich schützen, wenn man parallel täglich Joghurt isst.

■ Präventiv, so haben ernst zu nehmende Untersuchungen in den USA herausgefunden, schützt regelmäßiger Joghurtgenuss vor Allergien.

■ Äußerlich angewendet kühlt Joghurt die Haut angenehm bei Sonnenbrand.

Karotten

Die gelben Rüben sind gute Vitamin-, Mineralstoff- und Spurenelementlieferanten und gelten als sehr gesund. Die Inhaltsstoffe pflegen den Darm und senken den Cholesterinspiegel, sie fördern die Leistungsfähigkeit und schützen auch vor Krebs.

- Gegen Sodbrennen hilft Karottensaft. Einen Viertelliter sofort nach dem Auftreten der Beschwerden trinken.
- Bei Husten kocht man einen Karottensirup aus 250 Milliliter Saft und drei Esslöffeln Kandiszucker mit Wasser. Unter ständigem Rühren aufkochen, bis eine sirupähnliche Konsistenz erreicht ist. Davon kann man täglich drei bis vier Teelöffel einnehmen.
- Frisch geriebene Karottenraspel lindern auch leichte Verbrennungen oder Sonnenbrand. Auf die verbrannte Haut aufbringen und etwa eine halbe Stunde dort belassen.
- Karottensaft reinigt den Körper von innen – zweimal täglich ein halbes Glas hilft gegen Akne.
- Der Fit-für-den-Tag-Trunk: 125 Milliliter Karottensaft mit 125 Milliliter Milch mischen und morgens trinken.

Kartoffeln

Die Knolle ist schon als Lebensmittel unglaublich vielfältig und als Heilmittel ebenso universell. Obwohl sich hartnäckig das Vorurteil hält, Kartoffeln machten dick, so ist eigentlich das Gegenteil der Fall. Sie ist reich an Vitaminen und Mineralstoffen, fördert die Verdauung und hat wenig Kalorien. Als Heilmittel ist sie unschlagbar.

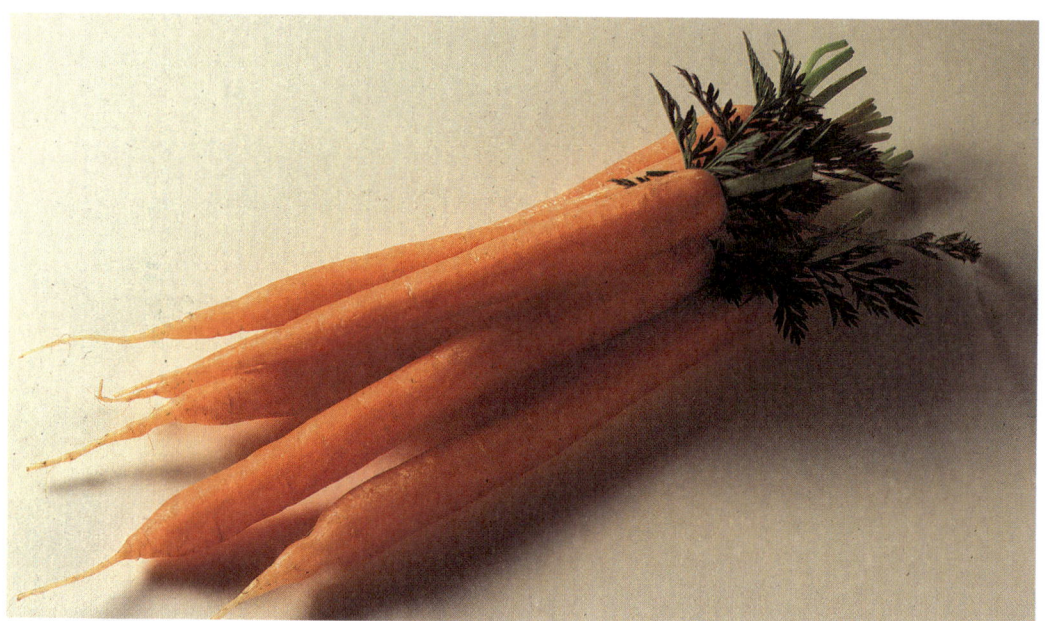

- Eine rohe, aufgeschnittene Kartoffel ist das beste Mittel bei Insektenstiche; selbst bei Wespen- und Bienenattacken wird sie wirkungsvoll eingesetzt. Mit der Schnittfläche etwa eine halbe Stunde auf dem Stich legen.
- Ein Wickel aus zwei gekochten, heiß zerstampften Kartoffeln lindert die Schmerzen bei Blasenentzündung oder bei Halsentzündungen.
- Bei Hexenschuss hilft der heiße Kartoffelsack: Dazu zwei Kilo Kartoffeln mit der Schale kochen, dann zu Brei zerdrücken und in einen Kopfkissenbezug füllen. So warm wie möglich auf den schmerzenden Rücken legen und mit einem Handtuch und einer Wolldecke abdecken.
- Rohe Kartoffel, sorgsam gekaut, lindert Magenkrämpfe und hilft gegen Sodbrennen. Bei Magenverstimmungen ist eine Kartoffelsuppe oder Kartoffelbrei wirkungsvoll.
- Bei leichten Verbrennungen hilft ein Umschlag aus roh geriebener Kartoffel.

Knoblauch

Die heilsame Geschichte des Knoblauchs ist so alt wie die Menschheit, denn schon in der Antike wusste man seine Heilkraft zu schätzen. Die Knolle wirkt antibakteriell, antiviral und pilzabtötend. Knoblauch stärkt die Abwehrkärfte, lindert Verdauungsbeschwerden und senkt den Blutdruck. Er ist entgiftend und durchblutungsfördernd.

- Da Knoblauch den Blutdruck senkt und den Kreislauf stabilisiert, sollten Patienten vorbeugend täglich ein bis zwei Zehen zu sich nehmen. Wegen des Geruchs sind auch Fertigprodukte erlaubt.
- Knoblauch ist auch bei Erkältungen erstes Mittel der Wahl, zum Beispiel so: Fünf Zehen schälen und pressen, mit fünf Teelöffeln Zucker mischen und mit etwas Wasscr aufkochen. Fünf Minuten durchziehen lassen, abseihen und löffelweise über den Tag verteilt einnehmen.
- Ekzeme und Hautreizungen verschwinden, wenn man sie mit einem Umschlag aus Honig und pulverisiertem Knoblauch (1 : 1) behandelt.
- Knoblauch lindert Magenbeschwerden, die mit Übersäuerung einhergehen und hilft bei gestörtem Gallenfluss (eine Messerspitze täglich roh).
- Eine Messerspitze roher Knoblauch hilft auch gegen Durchfall.

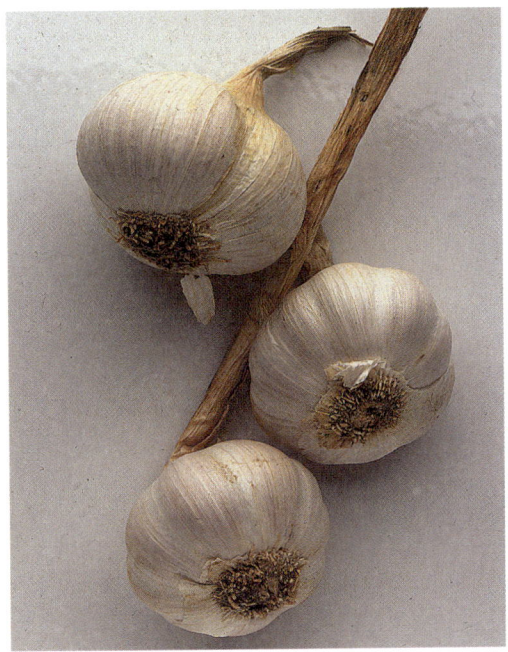

■ Halsschmerzen lassen sich mit einer Mischung aus Knoblauch und Zitrone kurieren: Zwei zerdrückte Zehen verrührt man mit dem Saft einer Zitrone und zwei Esslöffeln Olivenöl.

■ Zahnschmerzen? Pressen Sie eine Knoblauchzehe und legen Sie den Brei auf und um den schmerzenden Zahn. Die Auflage kann bis zu einer Stunde verbleiben.

Kürbiskerne

Die aromatischen Kerne haben sich bei Blasen- und Nierenschwäche bewährt, auch bei Prostatabeschwerden gehören sie zum Standardheilmittel.

■ Um die Ausscheidung bei Blasenschwäche anzuregen, kaut man dreimal täglich fünf bis zehn Kerne.

■ Die gleiche Menge sollte man – gründlich gekaut – auch bei Prostatabeschwerden einsetzen. Sinnvoll ist hier die Anwendung über einen längeren Zeitraum hinweg.

Meerrettich

Er gehört ebenso wie Knoblauch und Zwiebel zu den „Küchenantibiotika". Seine bakterienhemmende Wirkung verdankt er dem Senföl; dieses lindert beispielsweise Erkältungskrankheiten. Außerdem ist der Kren reich an Vitaminen und stärkt deshalb die Abwehrkräfte.

■ Gegen Kopfschmerzen hilft eine Meerrettichpackung im Nacken. Dazu drei Esslöffel frisch geriebenen Meerrettich

auf ein Tuch streichen, zusammenfalten und auflegen (30 Minuten lang).

■ Mentruationsbeschwerden lassen sich lindern, wenn man einen Esslöffel Meerrettich (frisch gerieben) mit 250 Milliliter Rotwein aufkocht und diese heiße Mischung schluckweise trinkt.

■ Nasennebenhöhlenentzündungen sprechen gut auf eine Auflage mit Quark und Meerrettich an: Ein Leintuch fingerdick mit Quark bestreichen und darauf einen Esslöffel geriebenen Meerrettich verstreuen. Für 10 bis 15 Minuten auf den Stirn- und Kiefernhöhlenbereich auflegen.

■ Bei Verstauchungen und Prellungen empfiehlt sich eine Auflage aus Gurke und Meerrettich.

■ Gegen Rheumaschmerzen hilft es, ab und zu einen halben Teelöffel frisch geriebenen Meerrettich mit viel Wasser einzunehmen. Als Kur kann man auch über mehrere Wochen dreimal täglich frischen Meerrettich zum Essen zu sich nehmen.

Milch

Zu den hochwirksamen Heilmitteln zählt auch die Milch. Ob kalt oder warm – sie ist allzeit ein Genuss. Natürlich sollte man als Hausmittel keine H-Milch oder fettarme Produkte verwenden.

■ Milch mit Honig hilft dem gestörten Gallenfluss: Ein Glas abgekochte, warme Milch wird mit drei Esslöffeln Honig verrührt und über drei Wochen hinweg einmal täglich zwischen den Mahlzeiten getrunken.

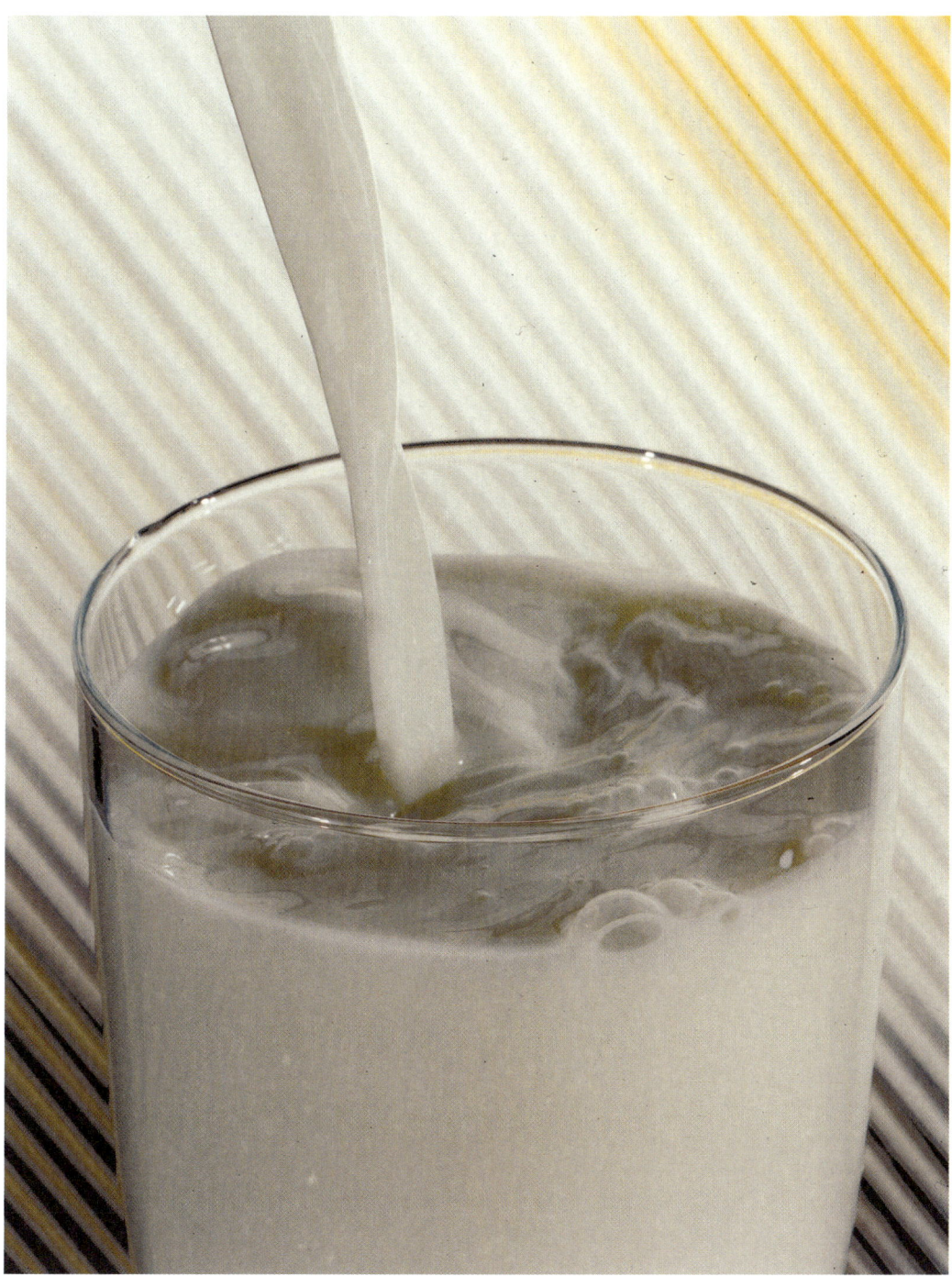

- Bei schmerzhaften Insektenstichen hat sich kalte Milch bewährt.
- Buttermilch ist wegen des hohen Kalzium- und Lezithingehalts ein gutes Nervenmittel. Bei Anspannung und Nervosität trinkt man einen Liter täglich. Noch besser: Eine Mischung aus 250 Milliliter Milch, einem Eigelb und einem Esslöffel Honig – zweimal täglich trinken.
- In etwas Milch gekochte Zwiebel gilt als bewährtes Schlafmittel. Etwas wohlschmeckender ist die Variante, bei der 20 Gramm süße, gemahlene Mandeln mit einem Glas warmer Milch gemischt werden.
- Gegen Husten hilft natürlich heiße Milch mit etwas Honig und zum Gurgeln mischt man die Milch (200 Milliliter) mit Mineralwasser (200 Milliliter) und einem Teelöffel Emsersalz. Zwei Drittel davon zum Gurgeln verwenden, den Rest schluckweise trinken.
- Aus 250 Milliliter Milch, die zusammen mit einen halben Teelöffel Anis und Kümmel aufgekocht wird, lässt sich ein gutes Bauchwehmittel für Kinder herstellen.
- Bei Verstopfung wirkt ein Trunk aus sechs Esslöffeln Milch, zwei Esslöffeln Apfelwein und vier Tropfen Essig. Morgens auf nüchternen Magen einnehmen.
- Gegen Heiserkeit hilft eine Mixtur aus Milch und Brombeersaft. Zu gleichen Teilen mischen und erwärmen, alle 20 Minuten einen Esslöffel davon einnehmen.
- Kleine Wunden heilen schneller mit einem Breiumschlag aus Milch und Leinsamen. Beides mischen und aufkochen, lauwarm auf einen Lappen streichen und dreimal täglich auflegen. Das lässt auch Abszesse und Furunkel einschmelzen.

Nelken

Das Gewürz hat vor allem schmerzlindernde Eigenschaften und wird deshalb schon seit altersher eingesetzt.

- Gegen Kopfschmerzen setzte Hildegard von Bingen Gewürznelken ein. Zwei bis drei Stück sollten täglich gekaut werden.
- Gewürznelken helfen gegen Zahnschmerzen. Einige Minuten auf den schmerzenden Zahn legen, dann zerbeißen.
- Bei Nasennebenhöhlenentzündungen wirkt ein Gewürztee aus je einem Teelöffel pulverisierten Nelken, Anis und Süßholz gemischt mit je einem halben Teelöffel Ingwer und Kardamom – alles mit 250 Milliliter kochendem Wasser aufgießen und fünf Minuten ziehen lassen. Mehrmals täglich eine Tasse davon trinken.
- Gegen Halsschmerzen hilft diese Mischung: Drei große Zwiebeln werden zerkleinert und mit ein bis zwei Nelken, einem Zweig Thymian und einem Teelöffel braunen Zucker in einen Topf geschichtet. Das Ganze mit Wasser bedecken und zwei Stunden bei kleiner Flamme köcheln lassen. Danach die Mischung abseihen und die Zwiebeln kräftig auspressen. 100 Milliliter des Safts mit 100 Milliliter heißer Milch verrühren und diese Menge zweimal täglich trinken.

Olivenöl

Kaltgepresstes Olivenöl ist besonders gesund. Zum einen senkt es bei regelmäßiger Anwendung auf natürliche Weise den Cholesterinspiegel, zum anderen ist es auch bei äußerlicher Anwendung vielfältig wirksam.

- Ischiaschmerzen und Hexenschuss lassen sich durch eine Massage mit warmem Olivenöl lindern.
- Rheumaschmerzen sprechen auf Einreibungen mit Olivenöl, das mit Knoblauch gemischt wurde, besonders gut an.
- Strapazierte, trockene Hände pflegt man am besten mit einer Mischung aus Olivenöl und Apfelessig (zu gleichen Teilen).
- Kleinere Wunden heilen schneller, wenn sie mit einer Mischung aus Olivenöl und Apfelessig (Verhältnis 1 : 1) mehrmals täglich betupft werden.

Petersilie

Das unentbehrliche Küchenkraut ist reich an Vitamin A, B und C, enthält Eisen, Kalzium und andere wichtige Mineralstoffe.

Petersilie fördert die Verdauung und regt die Nierentätigkeit an.

- Gegen Blähungen hilft es, nach den Mahlzeiten etwas Petersilie ausführlich zu kauen.
- Schmerzstillend und krampflösend ist Petersilie bei Zahnschmerzen: Einige frische Stengel zerquetschen und in die unmittelbare Umgebung des schmerzenden Zahns legen.
- Das Kauen frischer Petersilie ist übrigens eines der besten Mittel, um schlechten Mundgeruch zu vermeiden – beispielsweise nach Knoblauchgenuss.

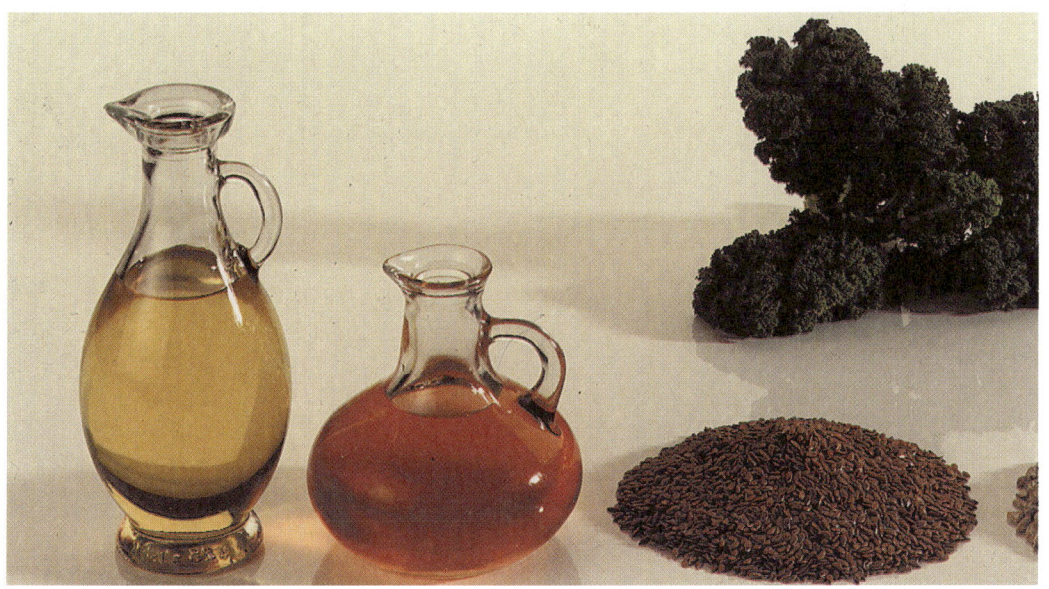

Rettich

Schon im antiken Griechenland und in den Dynastien des frühen China verwendete man Rettich als heilkräftige Pflanze. Er hat antibiotische Eigenschaften und ist gegen vielerlei Beschwerden einsetzbar. Er kann gegessen oder als Saft getrunken werden.

- Bei Rheuma und Gicht empfiehlt sich eine Trinkkur mit Rettichsaft. Ein Glas pro Tag genügt.
- Der ungewöhnlich hohe Vitamin-C-Anteil des Rettichs stärkt die Abwehrkräfte. Ein Rettich pro Tag deckt den Tagesbedarf an Vitamin C beim Erwachsenen.
- Vermischt man Rettichsaft mit Honig, so hat man ein wirkungsvolles Mittel gegen Erkältunserscheinungen wie Husten, Heiserkeit und Halsschmerzen. Dazu den Rettich raspeln und das austretende Wasser auffangen. Beides mit drei bis vier Esslöffeln Honig verrühren und einige Stunden ziehen lassen, dann durch ein Leinentuch pressen. Kinder bekommen ein bis zwei Teelöffel täglich gegen Husten.
- Rettichsamen sind reich an ätherischen Ölen, die wie ein natürliches Antibiotikum wirken.

Bei Mandelentzündung kochen Sie einen Teelöffel Rettichsamen und einen Teelöffel Honig mit einer halben Tasse Essig auf. Diese Mischung verdünnen sie mit Wasser, sodass die Schärfe erträglich ist. Diese Lösung wird zum Gurgeln verwendet.

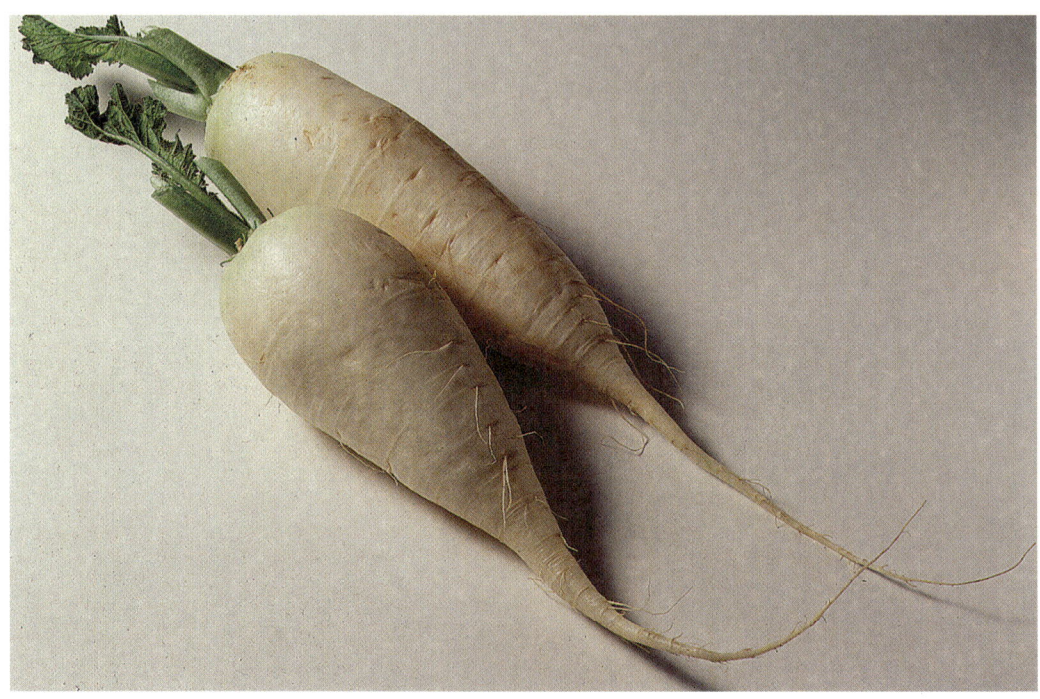

Rote Bete

Die rote Wunderknolle gehört zum Standardrepertoire der Volksmedizin. Sie ist reich an Vitaminen, Mineralstoffen und Aminosäuren. Die Wissenschaft konnte ihr sogar krebshemmende Eigenschaften zuordnen.

■ Rote Bete, beispielsweise als Saft, bringt die Immunabwehr des Körpers in Schwung.

■ Der Genuss der Knolle regt den Stoffwechsel an und fördert die Verdauung.

■ Die entgiftende Wirkung Safts wird auch in hartnäckigen Aknefällen zur Blutreinigung eingesetzt.

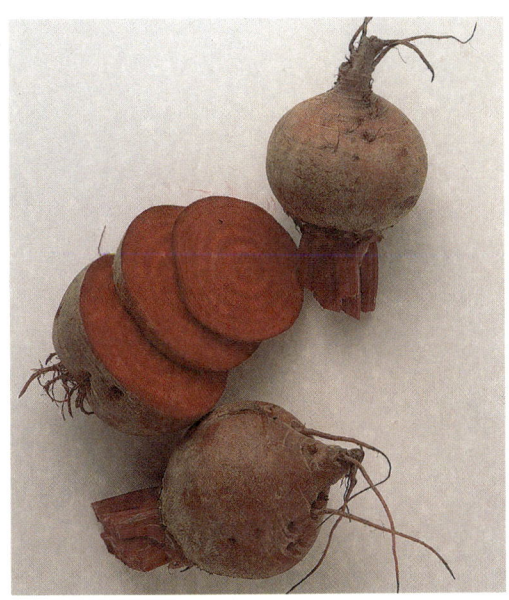

Sauerkraut

Diese typisch deutsche Spezialität bringt vor allem jenen Vorteile, die ihre Verdauung in Schwung bringen wollen oder die unter Hautproblemen leiden. Das Kraut wird roh gegessen oder als Saft getrunken.

■ Sauerkraut wirkt leicht abführend und ist deshalb bei Verstopfung gut geeignet. Dazu nimmt man möglichst rohes Kraut direkt aus dem Fass. Als Kur über zwei bis drei Wochen täglich etwa 200 Gramm Sauerkraut essen.

■ Zur Blutreinigung bei Akne wird ebenfalls Sauerkrautsaft verwendet, jedoch sollte er dazu mit anderen Gemüsesäften gemischt werden.

■ Bei Fieber helfen Fußpackungen mit Sauerkraut. Das Kraut in eine Kompresse packen und mit einer Mullbinde an den Fußsohlen fixieren.

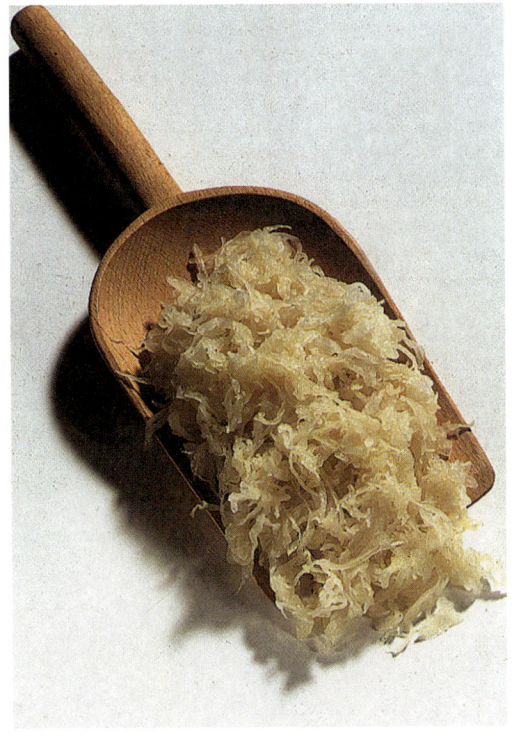

Senf

Wir kennen ihn als aromatische Beilage zu deftigen Gerichten; dass aber im Senf und im Senfmehl auch heilsame Wirkstoffe stecken, hat man zumeist vergessen.

- Senf regt den Appetit an: Essen Sie zwischen den Mahlzeiten (nicht auf leeren Magen) einen Teelöffel Senf. Zu den Mahlzeiten genossen, fördert er die Verträglichkeit und die Verdauung.
- Einen Senfwickel gegen Blasenentzündung bereiten Sie aus vier Esslöffeln Senfmehl und einem halben Liter heißem Wasser. Ein Tuch darin tränken und auf den Unterleib legen. 15 Minuten einwirken lassen.
- Der Senftrunk, aus einem Esslöffel Senf, einem Esslöffel Honig und dem Saft einer Zitrone, hilft bei Heiserkeit. Die Zutaten verrühren und vor dem Schlafengehen trinken.
- Bei Kopfschmerzen beruhigt ein Fußbad mit Senfpulver. 50 Gramm davon gibt man auf zehn Liter heißes Wasser; die Füße darin fünf bis zehn Minuten baden.

Spargel

Schon die alten Römer empfahlen das edle Gemüse als Diät für Nierenkranke und zur allgemeinen Gesunderhaltung. Somit gehört die Pflanze zu den ältesten Arzneipflanzen überhaupt.

- Die entwässernde Wirkung des Spargels kommt vor allem bei Entwässerungskuren zum Zuge. Dazu eignet sich am besten die Spargelsaison im Frühjahr. Jeden zweiten Tag sollte man 500 Gramm davon essen.
- Die Wirkstoffe des Spargels werden auch in Tabletten und Tinkturform angeboten. Mögliche Einsatzgebiete sind Rheuma, Diabetes mellitus und Herzbeschwerden.
- Zur Stärkung von Nieren und Blasen sollte Spargel regelmäßig auf dem Speisezettel stehen.

Zitrone

Sauer macht lustig und gesund. Die Zitrone ist reich an Vitaminen, wirkt abwehrstärkend, appetitanregend, schweißtreibend und entwässernd.

- Morgens ein Glas Mineralwasser mit Zitronensaft macht fit für den Tag.

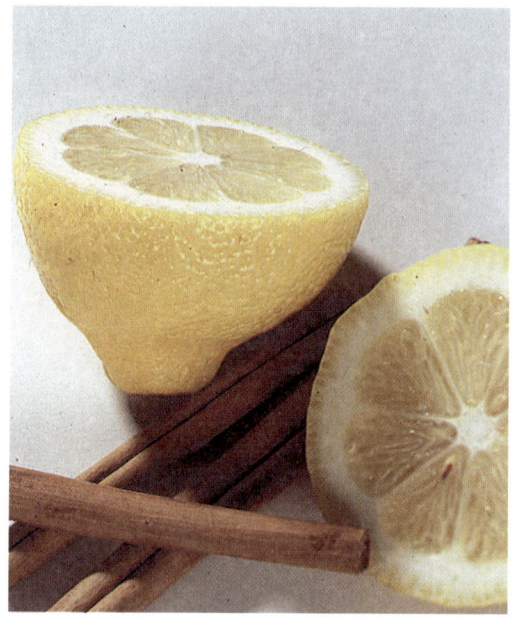

Bei hohem Blutdruck trinkt man über den Tag verteilt ein Glas warmes Zuckerwasser mit dem Saft einer ganzen Zitrone.

Verstopfte Nase? Ziehen Sie Zitronensaft in die Nase hoch und warten Sie kurz. Dann kräftig schnäuzen.

Bei Zahnschmerzen tränken Sie einen Wattebausch mit Zitronensaft und legen diesen auf den schmerzenden Zahn.

Mandelentzündungen bekämpft man mit Mundspülungen aus Zitronensaft. Anschließend langsam schlucken.

Gegen Nasenbluten hilft frisch gepresster Zitronensaft, der in die Nase geträufelt wird.

Gegen Schnupfen ist Zwiebeltee sehr wirksam. Zwei Zwiebeln dafür klein schneiden und mit kochendem Wasser überbrühen. 15 Minuten ziehen lassen und dann mit Honig gesüßt trinken.

Wer in der Nacht unter verstopfter Nase leidet, sollte eine aufgeschnittene Zwiebel neben das Bett legen.

Eine Zwiebelhälfte lindert auch lästige Insektenstiche.

Zwiebelsocken senken über Nacht auch das Fieber: Dazu klein geschnittene Zwiebel in die Socken füllen und anziehen. Füße dabei warm halten.

Bei Gicht reibt man die schmerzenden Körperstellen mit roher Zwiebel ein.

Zwiebel

Die scharfe Knolle gehört, neben Honig und Knoblauch, zu den wichtigsten Heilmitteln aus der Küche. Hat man sie im Haus, kann sozusagen nichts mehr passieren. Der regelmäßige Genuss beugt Herz-Kreislauf-Beschwerden vor, senkt einen hohen Cholesterinspiegel und stärkt das Immunsystem. Zwiebeln sind harntreibend, verdauungsfördernd, antibakteriell und entzündungshemmend.

Bei Akne legt man in Öl gedünstete Zwiebelscheiben auf die eitrigen Pusteln und befestigt sie mit Pflaster.

Gegen Husten hilft Zwiebelsirup: Fünf Zwiebeln schälen und hacken, dann mit acht Esslöffeln Honig ansetzen und 24 Stunden (bei gelegentlichem Umrühren) ziehen lassen. Den entstandenen Sirup in Flaschen füllen und bei Husten mehrere Teelöffel täglich einnehmen.

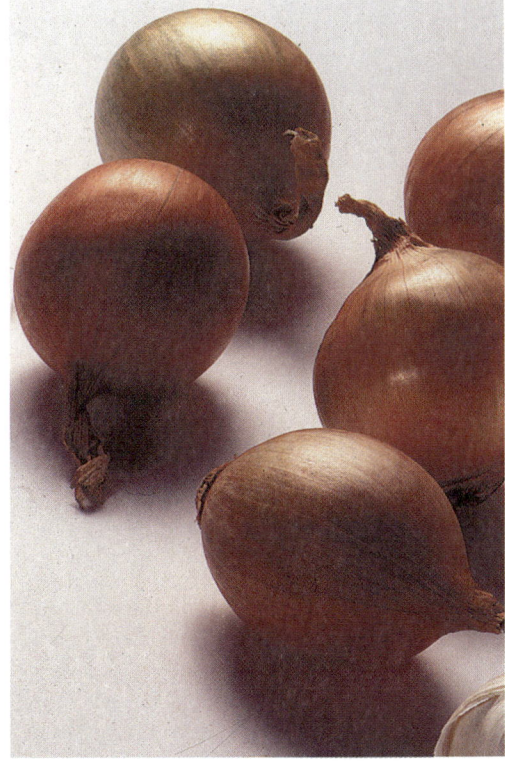

Anhang –
Übersicht: Welche
Hausmittel für was?

Beschwerden/ Anwendungsgebiet	Hausmittel, die angewendet werden	Beschwerden/ Anwendungsgebiet	Hausmittel, die angewendet werden
Abszess	Bockshornklee-auflagen Eukalyptusöl Gesichtsdampfbad mit Zinnkraut Kamillenöl Lavendelöl Milch-Leinsamen-umschlag Teebaumöl	Arthrose	Teufelskrallen-auszug
		Arthritis	Apfelessig mit Honig Arthritisöl Lapachotee Lilien-Lavendel-Öl
		Augen, geschwollene	Augentrost-umschläge Kaltes Augenbad
Akne	Eukalyptusöl Gesichtsdampfbad mit Zinnkraut Hefe-Bad Kamillenöl Karottensaft Lavendelöl Rote-Bete-Saft Waschungen mit Augentrost Zwiebelauflage	Beine, müde und schwer	Apfelessigvenen-wickel Heidelbeersaftkur Spargel
		Beruhigung	Apfelschalentee Avocado Dampfbad Johanniskrauttee Kamillebauchwickel Orangenöl
Allergien	Jogurt Kleiebadezusatz Lapachotee Meersalzbade-zusatz Teufelskrallen-auszug	Bindehaut-entzündung	Augentrost-umschläge Kaltes Augenbad Quarkauflage
Appetitlosigkeit	Grüner Tee Speisesenf Teufelskrallen-auszug	Blähungen	Fenchelöl Fencheltee Himbeerblätter-Kamillen-Tee Kaltes Sitzbad Kamillebauch-wickel Kamillenöl Knoblauch-Soja-Öl
Arteriosklerose	Lapachotee Mistelauszug		

Beschwerden/ Anwendungsgebiet	Hausmittel, die angewendet werden
	Kümmelbauchwickel Kümmelöl Kümmeltee Petersilie
Blasenentzündung/ -schwäche	Ackerschachtelhalmtee Brennnesseltee Erdbeerblättertee Erdbeeren Fußdampfbad Halbdampfbad Heidelbeerblättertee Heidelbeeren Heißer Kartoffelwickel Himbeersaft Jogurt Kümmelöl Kürbiskerne Löwenzahntee Senfwickel Spargel Warmes Sitzbad Wechselwarmes Fußbad Zwiebelwickel
Blutergüsse	Arnikaumschläge Kaltwasserwickel
Blutdruck, hoher	Dampfbad Grüner Hafertee Knoblauch Lapachotee Lavendelöl

Beschwerden/ Anwendungsgebiet	Hausmittel, die angewendet werden
	Mistelauszug Zuckerwasser mit Zitrone
Blutdruck, niedriger	Lavendelöl Rosmarinbadezusatz Rosmarinöl Salbeiöl Thymianöl
Blutreinigung bei Hauterkrankungen	Ackerschachtelhalmtee Brennnesseltee Gesichtsdampfbad Löwenzahntee Malventeeumschläge Rote-Bete-Saft Sauerkrautsaft
Bronchitis	Efeuinhalation Eibischwurzelauszug Eukalyptus-Mandel-Öl Eukalyptusöl Fenchel-Dillinhalation Fenchelöl Fencheltee Feuchtwarmer Brustwickel Grüner Hafertee Honigbrustauflage Hustenöl Inhalationen Karottensirup

Beschwerden/ Anwendungsgebiet	Hausmittel, die angewendet werden
	Kräuterölinhalation Lapachotee Malzessiginhalation Milchbrustwickel Pfefferminzöl Senfwickel Süßholzwurzeltee Thymianbadezusatz Thymianöl Thymiantee Ysopinhalation Zwiebelinhalation Zwiebelsirup
Cholesterinspiegel, hoher	Artischockenkochwasser Teufelskrallenauszug
Depressive Verstimmungen	Johanniskrauttee Lavendelöl Orangenöl Pfefferminzöl Teebaumöl
Diabetes mellitus	Heidelbeerblättertee Lapachotee Spargel Teufelskrallenauszug
Durchblutungsstörungen	Apfelessigeinreibungen Kalte Armbäder Knoblauch Kohlwickel

Beschwerden/ Anwendungsgebiet	Hausmittel, die angewendet werden
	Waschungen mit Essig Wechselwarme Fußbäder
Durchfall	Geriebener Apfel Heidelbeer-Rotweintrunk Heidelbeertee Himbeerblättertee Jogurt Roher Knoblauch
Ekzeme	Eichenrindenbadezusatz Eichenrindenumschlag Knoblauch-Honigumschlag Lapachotee Leimöl
Entgiftung	Ansteigendes Fußbad Artischockensaft Karottensaft Mariendisteltee Rote-Bete-Saft Spargel
Entzündungen der Haut	Haferstrohbadezusatz Heublumenbadezusatz Ringelblumenumschläge

Beschwerden/ Anwendungsgebiet	Hausmittel, die angewendet werden
Erkältungs-krankheiten	Ansteigendes Fußbad Eukalyptusbadezusatz Fichtennadelbadezusatz Grüner Tee Grüner Teeplus Holundertee Hühnersuppe Inhalationen Kamillentee Koblauchsirup Malventee Pfefferminztee Süßholzwurzeltee Thymianbadezusatz Thymiantee Warmes Fußbad
Erschöpfungs-zustände	Arnikapulswickel Avocado Buttermilchtrunk Fit-für-den-Tag-Trunk Grüner Hafertee Heublumenbadezusatz Honig-Molketrunk Kalmusbadezusatz Lavendelbadezusatz Lavendelöl Orangenblütenbadezusatz Orangenöl

Beschwerden/ Anwendungsgebiet	Hausmittel, die angewendet werden
	Pfefferminzöl Teebaumöl Zitronendrink
Fieber	Essigstrumpf Eukalyptusöl Himbeersaft Kalter Wadenwickel Lavendelöl Orangenöl Sauerkrautfußpackung Waschungen mit Essig Weidenrinden-Lindenblütentee Zwiebelsocken
Furunkel	Bockhornkleeauflagen Eibischwurzelauflage Kamillenöl Kiefernnadelöl Milch-Leinsamenumschlag Thymianöl
Gallen-beschwerden	Artischockendragees Himbeerblättertee Milch mit Honig Pfefferminzöl Roher Knoblauch Zigeunertrunk

Beschwerden/ Anwendungsgebiet	Hausmittel, die angewendet werden	Beschwerden/ Anwendungsgebiet	Hausmittel, die angewendet werden
Gastritis	Avocado Süßholzwurzeltee		Knoblauchöl Kühlender Halswickel Lapachogurgellösung Malzessig-Salzlösung Milch-Leinsamen-Wickel Quarkwickel Rettich-Honig Salbeiteegurgellösung Teebaumöl Thymiantee Wärmender Halswickel Warmer Kartoffelwickel Zitronen-Salzlösung Zitronenwickel Zwiebel-Nelke-Milch
Gicht	Ansteigendes Fußbad Brennnesseltee Grüner Hafertee Haferstrohbadezusatz Johanniskrautöl Löwenzahntee Rettichsaft Teufelskrallenauszug Wacholderbadezusatz Zinnkrautbadezusatz Zwiebeleinreibung		
Hämorrhoiden	Eichenrindenbadezusatz Eichenrindenumschlag Kaltes Sitzbad Kamillenbadezusatz Zinnkrautbadezusatz	Hautreizung	Bananenschalen-Auflage Kamillenbadezusatz Kleiebadezusatz Knoblauch-Honigumschlag Leimöl Meersalzbadezusatz Quarkwickel Stiefmütterchenkompresse
Halsschmerzen	Apfelessigumschläge Eibischwurzelgurgellösung Eukalyptusöl Heidelbeergurgellösung Kamillenspülung		

Beschwerden/ Anwendungsgebiet	Hausmittel, die angewendet werden
	Thymianbadezusatz Wacholderbadezusatz Zinnkrautbadezusatz
Heiserkeit	Kühlender Halswickel Milch mit Brombeeren Rettich-Honig Senftrunk
Herzbeschwerden, nervöse	Basilikumöl Kalte Armbäder Melissebadezusatz Melissentee
Hexenschuss	Heißer Kartoffelsack Heublumenbadezusatz Kiefernadelnöl Kohlwickel Olivenölmassage Pfefferminzöl Rosmarinöl Schenkelguss Teebaumöl
Husten	Dampfbett Dunkles Honigbier Efeuinhalation Eibischwurzelauszug Eukalyptusbadezusatz

Beschwerden/ Anwendungsgebiet	Hausmittel, die angewendet werden
	Eukalyptus-Mandel-Öl Eukalyptusöl Fenchel-Dill-inhalation Fencheltee Feuchtwarmer Brustwickel Grüner Hafertee Heiße Milch mit Honig Honigbrustauflage Hustenöl Karottensirup Kartoffelpackung Kräuterölinhalation Lavendelöl Malventee Malzessiginhalation Milchbrustwickel Milch mit Emser Salz Muskatwickel Orangenöl Pfefferminzöl Pfefferminztee Quarkwickel Rettich-Honig Salbeiinhalation Schmalzwickel Senfwickel Süßholzwurzeltee Teebaumöl Teebaumöl-Inhalation Thymianbadezusatz Thymianöl

Beschwerden/ Anwendungsgebiet	Hausmittel, die angewendet werden
	Thymiantee Thymiantöpfchen Ysopinhalation Zitronenwickel Zwiebelinhalation Zwiebelsirup Zwiebelwickel
Infektionen im Mundbereich	Grünteespülung Huflattichteespülung Kamillenteespülung Lapachogurgellösung Mundspülung mit Grüntee und Pfefferminze Pfefferminzteespülung Ringelblumenteespülung Salbeiteespülung Thymianbadezusatz Walnussblätterteespülung
Insektenstiche	Milch Rohe Kartoffel Teebaumöl Weißkohl-Auflage Zwiebel
Ischias	Heublumenbadezusatz Kalter Schenkelguss

Beschwerden/ Anwendungsgebiet	Hausmittel, die angewendet werden
	Olivenölmassage Wacholderbadezusatz
Juckreiz der Haut	Kleiebadezusatz Leimöl Quarkwickel Stiefmütterchenbad Stiefmütterchenkompresse
Karbunkel	Eibischwurzelauflage
Konzentrationsstörungen	Avocado Fit-für-den-Tag-Trunk Grüner Tee Honig-Molke-Trunk
Kopfschmerzen	Eisauflage Gewürznelken Grüner Hafertee Grüner Tee Kalte Armbäder Kalter Armguss Kalter Kopfguss Kopfschmerzinhalation Kümmel-Kopfwickel Lavendelöl Meerrettichauflage Meerrettichpackung

Beschwerden/ Anwendungsgebiet	Hausmittel, die angewendet werden
	Obstessigstirn- kompresse Pfefferminzöl Pfefferminztee Rosmarinöl Senffußbad Teebaumöl Warme Kompressen Weidenrinden- Melissentee Zitronenkaffee
Krampfadern	Apfelessigvenen- wickel Kaffeesatzfuß- bad Kalter Schenkel- guss
Krampfartige Schmerzen	Ansteigendes Vollbad Basilikumöl Fencheltee Fußdampfbad Heiße Rolle Kamillentee Kümmelbauch- wickel Kümmeltee Majoranöl Melissebade- zusatz Pfefferminztee Warmes Sitzbad
Kreislaufstärkung	Arnikapuls- wickel

Beschwerden/ Anwendungsgebiet	Hausmittel, die angewendet werden
Kreislauf- störungen	Grüner Hafertee Honigwein Knoblauch Lavendelöl Rosmarinbade- zusatz Senfwickel Zitronenöl
Leberstärkung	Artischocken- dragees Mariendisteltee Zigeunertrunk
Lungen- entzündung	Senfwickel
Magen-Darm- Beschwerden	Avocado Fenchelöl Fencheltee Grüner Tee Grüner Verdauungs- tee Halbdampfbad Heidelbeertee Kalter Knieguss Kaltes Sitzbad Kamillenöl Kamillentee Karottensaft Knoblauch Kümmelbauch- wickel Kümmelmilch Kümmeltee Melissenöl Melissentee

Beschwerden/ Anwendungsgebiet	Hausmittel, die angewendet werden	Beschwerden/ Anwendungsgebiet	Hausmittel, die angewendet werden
	Pfefferminzöl Pfefferminztee Rohe Kartoffel Süßholzwurzeltee Teufelskrallen- auszug Traubenbrei- auflage Warmes Sitzbad	Migräne	Eislauflage Kalter Kopfguss Kiefernadelöl Obstessigstirn- kompresse Pfefferminzöl Zitronenkaffee
Mandel- entzündung	Apfelessig- umschläge Honig Kühlender Hals- wickel Mundspülung mit Zitrone Rettichsamen	Milchschorf	Stiefmütterchen- kompresse
		Muskelschmerzen Muskelkrämpfe	Fichtennadeln- badezusatz Fußdampfbad Honigverband Kohlwickel Majoranöl
Menstruations- beschwerden	Apfelessig Avocado Fußdampfbad Halbdampfbad Himbeerblättertee Kamillebauch- wickel Kamillentee Kümmelbauch- wickel Kümmeltee Majoranöl Meerrettichwein Melissebade- zusatz Salbeiöl Warmes Sitzbad Wechselwarme Fußbäder	Nagelbett- entzündungen	Ringelblumen- umschläge Sauerkraut- auflagen Schlagrahm- Zucker-Auflage Teebaumöl
		Nasenbluten	Kalte Kompresse Zitronensaft
		Nasenneben- höhlen- entzündung	Abwaschung mit Salz Kaltwarmer Schnupfenwickel Leinsamenauflage Meerrettich- Quarkauflage Nelken-Gewürztee Zwiebelwickel

Beschwerden/ Anwendungsgebiet	Hausmittel, die angewendet werden
Nervosität	Apfelschalentee Badrianbadezusatz Buttermilchtrunk Fichtennadelnbadezusatz Johanniskrauttee Kalmusbadezusatz Lavendelbadezusatz Melissebadezusatz Orangenblütenbadezusatz Orangenöl
Neurodermitis	Lavendelöl Stiefmütterchenbad Teebaumöl
Nierenbeschwerden	Erdbeerblättertee Erdbeeren Grüner Tee Halbdampfbad Lapachotee Löwenzahntee Spargel Warmes Bier Wechselwarme Fußbäder
Ohrenschmerzen	Apfelessig-Ohr-Auflage Johanniskrautöl Kamillenöl Lavendelöl Zwiebelwickel

Beschwerden/ Anwendungsgebiet	Hausmittel, die angewendet werden
Pilzinfektionen	Grüner Tee Lapachotee Teebaumöl
Prostatabeschwerden	Brennnesseltee Heublumen-Zinnkrautbäder Kürbiskerne
Rachenentzündung	Grünteespülung Kühlender Halswickel Salbeiteegurgellösung
Rheuma	Ansteigende Armbäder Ansteigendes Fußbad Bockshornkleeaufagen Brennnesseltee Eukalyptusöl Fichtennadelbadezusatz Grüner Hafertee Grüner Tee Haferstrohbadezusatz Heublumenbadezusatz Honigumschlag Johanniskrautöl Kalter Schenkelguss Kartoffelpackung Kohlwickel Lapachotee

Beschwerden/ Anwendungsgebiet	Hausmittel, die angewendet werden
	Löwenzahntee Meerrettichtrinkkur Meersalzbadezusatz Oliven-Knoblauch-Öl Rettichsaft Rosmarinbadezusatz Senfpflaster Spargel Teufelskrallenauszug Wacholderbadezusatz Warme Armbäder Weidenrinden-Melissentee Zinnkrautbadezusatz
Scheideninfektion	Lapachoteesitzbad Waschungen mit Kamille
Schlafstörungen	Apfelessigschlaftrunk Avocado Badrianbadezusatz Bohnenkaffee Fichtennadelbadezusatz Johanniskrauttee Kalter Wadenwickel

Beschwerden/ Anwendungsgebiet	Hausmittel, die angewendet werden
	Kaltes Fußbad Kamillebauchwickel Kamillenöl Lavendelbadezusatz Lavendelöl Mandelmilch Melissebadezusatz Melissentee Warmes Bier mit Honig Waschungen mit Lavendel Zwiebelmilch
Schnupfen	Abwaschung mit Salz Efeuinhalation Eukalyptusbadezusatz Eukalyptusöl Fenchel-Dill-inhalation Holundertee Kaltwarmer Schnupfenwickel-Kamille-Grüntee-Inhalation Kräuterölinhalation Leinsamenauflage Malventee Malzessiginhalation Nasenspülung mit Lapacho

Beschwerden/ Anwendungsgebiet	Hausmittel, die angewendet werden
	Pfefferminzöl Salzwassernasenspülung Schnupfenbadezusatz Thymianbadezusatz Thymianöl Ysopinhalation Zitronenspülung Zwiebel aufgeschnitten Zwiebelinhalation Zwiebeltee Zwiebelwickel
Schweißfüße	Eichenrindenbadezusatz Fußdampfbad
Sodbrennen	Avocado Karottensaft Rohe Kartoffeln
Sonnenbrand	Jogurtauflage Karottenauflage Quarkwickel
Stärkung des Immunsystems	Angelikawurzelöl Avocado Eukalyptusöl Grüner Tee Holundertee Kalter Knieguss Kalter Schenkelguss Kaltes Bad Kaltes Fußbad

Beschwerden/ Anwendungsgebiet	Hausmittel, die angewendet werden
	Malventee Mistelauszug Rettich Rote Bete Teebaumöl Thymianöl Wechselwarmes Bad
Stoffwechselanregung/ -umstellung	Ackerschachtelhalmtee Brennnesseltee Grüner Tee Kalmusbadezusatz Kalter Armguss Kamillebauchwickel Löwenzahntee Rosmarinbadezusatz Rote Bete Teufelskrallenauszug Waschungen mit Essig
Verbrennungen	Karottenauflage Kartoffelpackung (roh) Roh geriebene Kartoffeln Zinnkrautbadezusatz
Verspannungen im Rücken und Nacken	Eukalyptusöl Fichtennadelbadezusatz

Beschwerden/ Anwendungsgebiet	Hausmittel, die angewendet werden
	Heiße Rolle Johanniskrautöl Kiefernnadelöl Melissenöl Rosmarinöl Salbeiöl Wacholderbadezusatz Warme Kompressen Zimtöl Zitronenöl
Verstauchung	Arnikaumschläge Kaltwasserwickel Meerrettich-Gurkenauflage Rosmarinbadezusatz
Verstopfung	Apfelsaft Grüner Hafertee Holunderbeerenauszug Honigwasser Kaltes Fußbad Kaltes Sitzbad Kamillebauchwickel Milch mit Apfelwein Sauerkraut Sennesblättertee
Wechseljahre	Johanniskrauttee Melissenöl Orangenöl Pfefferminztee Salbeitee

Beschwerden/ Anwendungsgebiet	Hausmittel, die angewendet werden
Wundbehandlung	Arnikaumschläge Eibischwurzelauflage Essig-Öl-Auflage Johanniskrautöl Kalte Kompresse Kamillenbadezusatz Kamillewickel Milch-Leinsamenumschlag Olivenöl-Essigumschläge Ringelblumenumschläge Warme Armbäder Zinnkrautbadezusatz
Wundsein	Eichenrindenumschlag
Zahnschmerzen/ -erkrankungen	Grünteespülung Heidelbeersaft Knoblauchauflage Meerrettichauflage Nelkenauflage Petersilienauflage Teebaumöl Zimtöl Zitronensaftauflage
Zerrungen	Arnikaumschläge Honigverband Kaltwasserwickel Majoranöl

Sachregister

Rezeptverzeichnis